母乳喂养
全图解

陈升平　编著

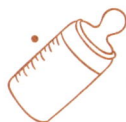

中国医药科技出版社

内 容 提 要

越来越多的新手妈妈在母乳喂养过程中遇到各种难题，她们或是担心给孩子哺乳后乳房松弛下垂而不愿喂母乳；或者愿意喂母乳，但因缺乏专业、有效的指导而导致不下奶、奶少、漏奶、胀奶、乳腺炎、乳头皲裂、乳房一大一小等问题，最终不得不放弃母乳喂养。

本书用通俗易懂的语言和近百张温馨直观的图片，帮助新手妈妈克服母乳喂养中的重重困难，从怎样掌握正确的哺乳姿势，如何判断奶是否够吃，到乳头皲裂、胀奶、溢奶怎么处理，如何使用吸奶器和保存、加热母乳，再到职场妈妈如何坚持母乳喂养，怎样选择断奶时机等，都给出科学、实用、贴心的指导。书后还特别附上科学添加辅食指南。

愿本书为千千万万奋斗在母乳喂养道路上的妈妈们加油打气！

图书在版编目（CIP）数据

母乳喂养全图解 / 陈升平编著. —北京：中国医药科技出版社，2016.10

ISBN 978-7-5067-8724-6

Ⅰ. ①母… Ⅱ. ①陈… Ⅲ. ①母乳喂养 – 图解 Ⅳ. ①R174-64

中国版本图书馆CIP数据核字（2016）第235674号

美术编辑　陈君杞

版式设计　锋尚设计

出版　中国医药科技出版社

地址　北京市海淀区文慧园北路甲22号

邮编　100082

电话　发行：010-62227427邮购：010-62236938

网址　www.cmstp.com

规格　889×1194mm ¹/₂₄

印张　6

字数　104千字

版次　2016年10月第1版

印次　2018年6月第3次印刷

印刷　三河市国英印务有限公司

经销　全国各地新华书店

书号　ISBN 978-7-5067-8724-6

定价　25.00元

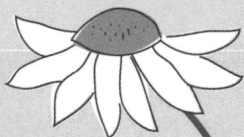

　　母乳喂养是上天赐予每一位母亲的本能。它是一个充满艰辛与困难的历程，但同时又是充满快乐与幸福的过程，一切的成果都会在宝宝身上呈现出来，你最终会发现，母乳喂养的好处超乎你的想象。

　　也许有的妈妈会问：人类是高级的哺乳动物，母乳喂养是人类本能的生活方式，每一代人都要生儿育女，哺育子女难道不是本能吗？还需要学习吗？

　　也有很多妈妈认为老一代人有着丰富的喂养经验，可以以她们的喂养经验为参考，不需要再去专门学习这方面的知识。

　　在这个快节奏的社会中，来自各方面的工作压力都使得新妈妈们无法全心全意地专注于母乳喂养。还有的妈妈也许曾受到一些错误的引导，认为母乳喂养会造成乳房下垂和身材变形，因此纠结到底该母乳喂养还是人工喂养。

　　毋庸置疑，新生儿一出生就需要合理的喂养，而母乳是最能满足婴儿生长发育需要的天然营养品。任何一位学识渊博的营养学家，都不可能创造出比母乳更适合新生儿需要的代乳品，而母乳喂养能够全面满足新生儿的营养需要和情感需要。

　　由于时代和知识的局限，上一代人的经验中不免存在许多的误区，新妈妈们一定要尽早学习一些科学合理的哺乳知识，不仅能在以后的哺乳过程中少走弯路，而且母乳喂养还能给宝宝和妈妈带来很多不可替代的影响。

　　近几年，"毒奶粉"事件的出现，海外代购的真假难辨，让更多持观望态度的妈妈选择了母乳喂养，母乳喂养有诸多好处。母乳中的营养，有利于婴儿智

前 言

力的发育，同时在母乳喂养过程中，有利于母子间感情的交流，也有利于婴儿早期的健康人格的建立，所有这些都是用奶瓶进行的人工喂养所无法比拟和替代的。同时，我们说母乳喂养对母亲也是有好处的，因为母亲在孕期体内积累了很多的脂肪，在母乳喂养的过程中，这些能量能被消耗，有利于母亲产后体形的恢复，同时也有利于子宫的恢复。

哺乳的妈妈最伟大，也最美丽。母乳是妈妈给孩子最好的礼物，妈妈都希望把最好的东西给自己的宝宝。所以，年轻的新妈妈，千万不要放弃哺乳。为了孩子，也为了自己，请坚持母乳喂养!

希望妈妈们都能用你们的乳汁来哺育自己的宝宝，同时也把世界上最好的礼物和关爱献给自己的宝宝，祝愿所有的宝宝都能够健康成长。

编　者

2016年9月

目 录

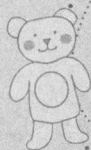

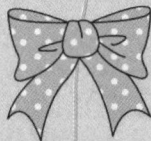

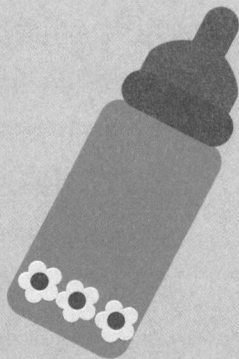

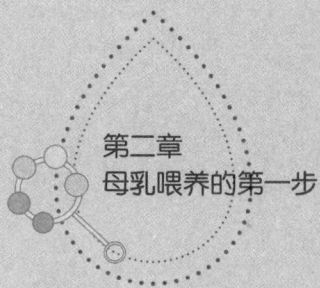

第二章 母乳喂养的第一步

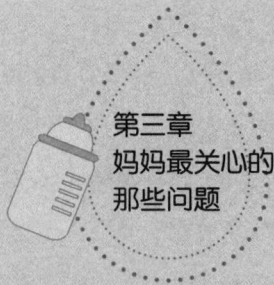

第三章
妈妈最关心的
那些问题

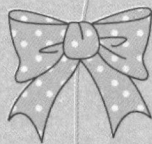

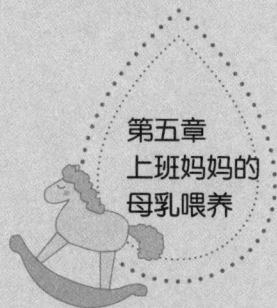

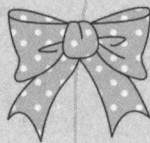

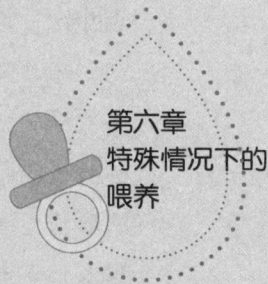

第六章
特殊情况下的
喂养

第七章
断奶的时机和
技巧

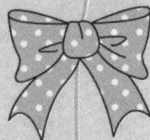

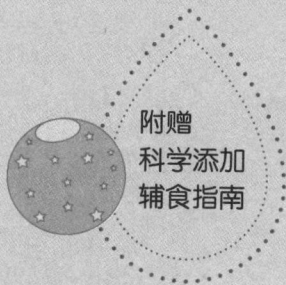

附赠
科学添加
辅食指南

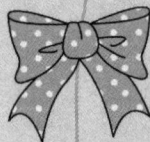

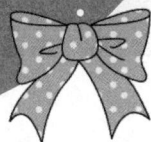

第一章

为什么
母乳喂
养最好

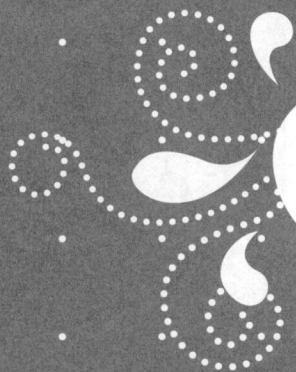

母乳是宝宝最安全、最有营养的天然食物

世界卫生组织确认："母乳是婴儿最好的营养食品。"母乳是婴儿成长唯一最自然、最安全、最完整的天然食物，营养丰富，含有婴儿所需的全部营养和抗体，能保证婴儿的正常、健康发育。母乳中含有丰富的乳糖、比牛奶更多的不饱和脂肪酸、多种维生素和免疫成分，以及能够促进婴儿大脑发育的牛磺酸、优质蛋白等，营养价值丰富，好处数不胜数。

1. 母乳的营养成分较完备，各种成分的配合比较适当

2. 母乳的成分能随着宝宝发育的需要相应地变化

产后1—2天分泌的乳汁叫初乳，色黄质稀，含有较多的蛋白质和固体成分，还有轻泻作用，有利于新生儿排出胎粪。有些人受旧观念的影响，认为分娩后最初分泌的乳汁是"脏"的，或认为初乳没有营养价值，挤掉丢弃了，这很可惜。初乳不仅不脏，反而极有营养。它对新生儿机体免疫有增强作用，可预防新生儿感染。此后，乳汁中各种细胞成分会随着时间的延长而日趋下降。另外，初乳中所含的脂肪量没有成熟乳高，这正好和刚出生的小儿胃肠道对脂肪的消化和吸收能力差相适应。初乳中锌的含量也很高，

母乳的脂肪酸组成最适合宝宝，因为其中亚麻油酸与次亚麻油酸的比例为10：1，可在体内转换成DHA/ARA，帮助宝宝脑部及视网膜发育

脂肪

母乳的钠含量低，可减轻宝宝肾脏的负担

钠

婴儿本身合成足量DHA及ARA的能力有限，而母乳含有DHA/ARA/SA等与宝宝脑部发育有关的重要营养

DHA ARA SA

母乳中含有丰富的棕榈油酸，在脂肪酸中含量位居第二位，是宝宝重要的脂肪酸，是热量的来源

棕榈油酸

母乳的蛋白质组成以乳清蛋白为主，即乳清蛋白：酪蛋白=60：40。乳清蛋白可在胃中形成细柔的凝乳块，宝宝容易消化

蛋白质

母乳营养成分全面

铁

母乳中的铁质吸收率高，可满足宝宝最初四至六个月的需求，适量铁质除可预防缺铁性贫血发生，更能帮助宝宝智能正常发展

牛磺酸

母乳中所含的牛磺酸可帮助脂肪消化吸收，有助宝宝中枢神经系统及视网膜的发育

核苷酸

母乳中含有具重要生理功能的核苷酸。核苷酸是人体中掌管遗传的重要成分

β胡萝卜素

母乳含丰富的β胡萝卜素，可转换为维生素A，对宝宝视觉发育十分重要

乳糖

母乳含丰富的乳糖，不但可分解成半乳糖，还能在宝宝的肠道分解成乳酸，抑制有害细菌，帮助钙质吸收

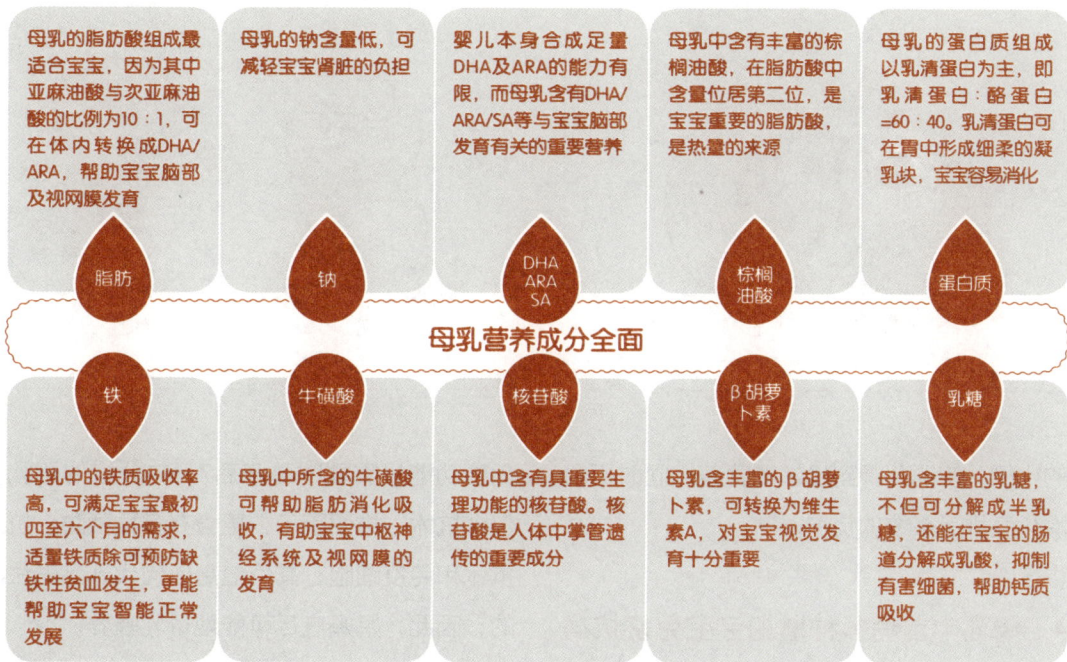

据测定，分娩后12天内的母乳中含有大量锌，平均浓度为血清锌的4~7倍，此后人乳含锌量迅速下降。锌对促进小儿生长发育有好处。由此可见，初乳虽然量少、稀淡，但对新生儿是极为重要的。喂母乳的宝宝在出生后半年以内很少生病，就是接受了母乳中抗体的缘故，这其中也有初乳的功劳。因此，初乳决不要随便丢弃。

产后7—14天分泌的乳汁称过渡乳。其中所含蛋白质的量逐渐减少，而脂肪和乳糖含量逐渐增加，是初乳向成熟乳的过渡。产后14天后分泌的乳汁称为成熟乳，实际上乳汁要到30天左右才趋于稳定。随着新生儿生长和发育，母乳逐渐变浓，量也增多，到6个月左右达到最高峰，以满足婴儿需要。这些变化是任何其他乳类所不及的，是它独具的优点。

3. 易消化、吸收，可被婴儿机体有效利用

对婴儿来说，肠胃消化及肾脏排泄功能还没发育完全，无法承受过量的蛋白质与矿物质。而母乳的各种营养搭配得刚刚好，虽然蛋白质与矿物质含量不如牛乳，却能调和成利于

吸收的比例，使婴儿得到足够的营养，同时不会增加消化及排泄系统的负担。

4. 母乳中含有多种增加宝宝免疫抗病能力的物质，可使宝宝在刚出生的第一年中减少生病的概率

母乳可以保护婴儿免于感染，预防腹泻、呼吸道感染，更能降低婴儿过敏的概率。婴儿配方奶粉以母乳为标准，尽可能地模仿出与母乳相似的配方，但是不论如何模仿，有些东西就是模仿不出来。最典型的就是多种抗感染的因子，如免疫球蛋白、补体、溶菌素及抗发炎与免疫调节因子等。有的研究还指出，吃母乳的婴儿以后发生儿童糖尿病与儿童癌症的概率较低。对于婴儿的免疫功能最重要的是产后7天内分泌的初乳，不仅含抗体、排便因子，更含有多种预防、抗病的抗体和免疫细胞，其价值是任何代乳品无法取代的，因此，妈妈应尽可能地母乳喂养。

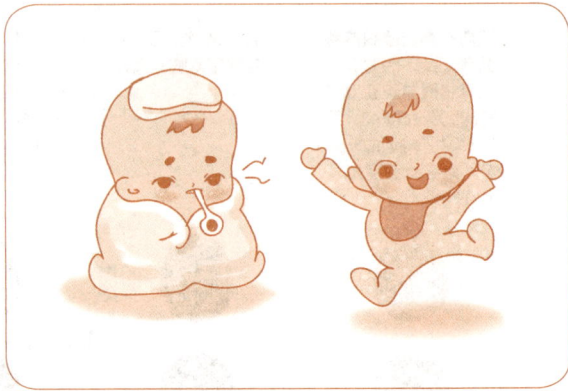

5. 母乳的温度宜于婴儿食用而且清洁、新鲜，随时可食用，被污染的机会较少

母乳中几乎无菌，直接哺喂不易污染，而且母乳可以随着宝宝的生长发育调整热量，也会随气候的变化而调整脂肪量和水分含量，其吸吮速度和乳汁量也可以随着宝宝的需求增减。另外，母乳有利于宝宝的味觉发育，通过母乳喂养长大的宝宝较少挑食。

母乳喂养能够增进感情交流，帮助妈妈快速恢复

从宝宝们来到这个世界的第一秒开始，宝妈们的内心便满满惦记着自己的宝宝，这可以说是与生俱来的一种情感。母乳喂养能够让母婴感情更上一层楼，让宝宝在心理上更贴近自己的妈妈。这也是为什么提倡母乳喂养的原因之一，试想，在现实条件允许的情况下，哪个做妈妈的不希望和自己的小宝宝多增进感情呢？那么，就从母乳喂养做起吧！

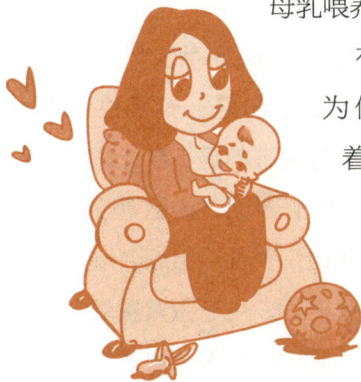

有人不禁会好奇，为什么母乳喂养有着这样神奇的魔力呢？乳制品喂养就达不到这样的效果吗？下面就让我来为大家揭秘吧！

宝宝很小的时候，虽然还不具备语言表达能力，也不见得能够听懂妈妈的话，但是宝妈们一定要记得，喂奶时经常温柔地跟自己的宝贝说说话、聊聊天，不仅对宝宝的语言表达有很好的促进作用，而且对妈妈和宝宝之间亲密感的增进非常有效。

1. 母乳喂养会影响身材吗

现在有些年轻的妈妈因为对母乳喂养没有科学的认识，怕影响身材，不给宝宝哺乳。在这里，我要告诉大家，这样的想法是错误的，母乳喂养不仅不会影响妈妈身体的恢复，还能让妈妈的生理状态恢复得更快。月嫂都会鼓励产妇早些给婴儿哺乳，让婴儿吸吮乳汁，从婴儿出生后的半小时内，只要婴儿有吸吮乳汁的意愿，都可以让宝宝进行吸吮。之所以鼓励妈妈们这么做是因

在婴儿吸吮母乳的同时，会刺激荷尔蒙的分泌，无形中增加妈妈和宝宝之间的感情。

1 **母乳** **2**
神奇的魔力

喂母乳时，可使妈妈与婴儿同时享受身体的温暖，这种看似简单的行为不仅能让宝宝和妈妈在身体上亲密接触，更是一种感情的结合，这对培养宝宝日后的安全感以及情商的发育发挥着重要的作用。

为早吸吮可以促进产妇体内催乳素的分泌，使乳腺发育，提高乳房充盈度，从而增加乳汁的分泌。不仅如此，刺激乳头还可增加催产素的分泌，加强子宫收缩，协助胎盘娩出，减少产后的出血量。

美剧《绝望主妇》中，有这样一个桥段：一位母乳喂养宝宝到5岁的妈妈，当宝宝有一天忽然断奶了，她在失落的同时，忍不住感叹道，今后该如何继续保持身材呢?当然，这个例子并不是说哺乳时间越长越好，但是不可否认，母乳喂养对身材的恢复有很大的作用。当今时代，一些妈妈开始科学认识母乳喂养，也深知母乳喂养对宝宝有很大的益处，于是觉得为了宝宝即便牺牲

了身材也无所谓。其实，妈妈们的这些担心都是多余的。许多医学研究都证明，亲自哺乳的妈妈能更快恢复身材。原因其实很简单，妈妈在怀孕的时候，身体蓄积了大量的脂肪，非母乳喂养宝宝的妈妈只能靠节制饮食来消除多余的脂肪，但是母乳喂养的妈妈，每天制造乳汁，就能消耗许多热量，很明显，仅仅这一项就比非母乳喂养的妈妈消耗更多的热量。

因此，正如母乳能让宝宝有一个健康的身体一样，宝宝也能帮助妈妈恢复孕前体形。

2. 母乳喂养会使乳房下垂吗

这其实并非母乳喂养造成的，从医生们的经验及科学角度来说，母乳喂养是不会让体形受到任何不利影响的。女性怀孕后体内激素分泌产生变化，乳房内的脂肪组织及乳腺组织会增生，使得乳房明显变大。生产后，由于激素量减少，加上哺乳，所以脂肪及乳腺组织都会快速减少，已被撑大的乳房表皮在内容减少的情况下，自然就会松垮下来，没有以前紧致饱满。但是相反的，母乳喂养则能避免乳房缩小太快，从而减少乳房下垂的机会。

现在随着妈妈们对产后康复的重视，很多人体形、乳房都保持得很好。另外，哺乳期穿合适的文胸，也可防止乳房下垂。而且，众所周知，

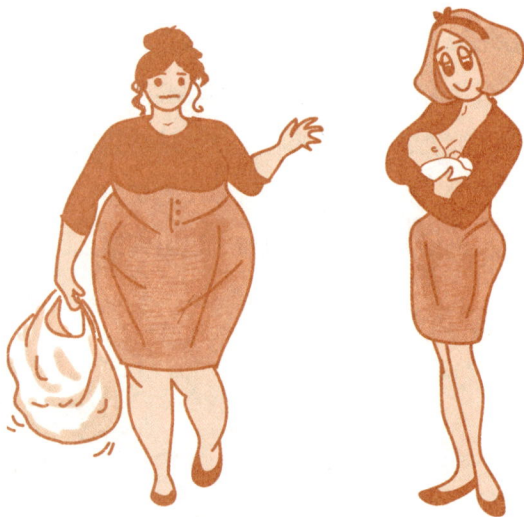

好心情是保持好身材的必备要素，而母乳喂养会令妈妈身体放松，心情愉快。宝宝的吸吮动作会使妈妈体内分泌有助于放松的激素，许多工作繁忙的妈妈们都反映，忙碌一天之后，哺乳能够让自己放松下来，劳累疲乏的感觉会随之自然消失。同时，当母爱随着乳汁输送进宝宝的小嘴里，妈妈的心里也会升起难以比拟的自豪感。

母乳喂养对宝妈们有着诸多好处，妈妈们可以将为宝宝提供健康的母乳和塑造产后迷人的身材共同进行。

母乳喂养能降低妈妈罹患某些恶性肿瘤的概率

母乳喂养不仅可加快妈妈产后康复，减少子宫出血，还能够降低妈妈及胎儿患恶性肿瘤的概率。

1. 母乳喂养能降低妈妈乳腺癌的发病率

美国癌症协会发布了一项关于母乳喂养和乳腺癌之间关系的研究成果，研究表明，对宝宝母乳喂养的时间长短，是影响女性乳腺癌发病概率的重要因素，这一影响作用甚至超过了遗传因素对乳腺癌发病率的影响。然而，令人担忧的是，世界癌症研究基金会公布的调查报告显示，全世

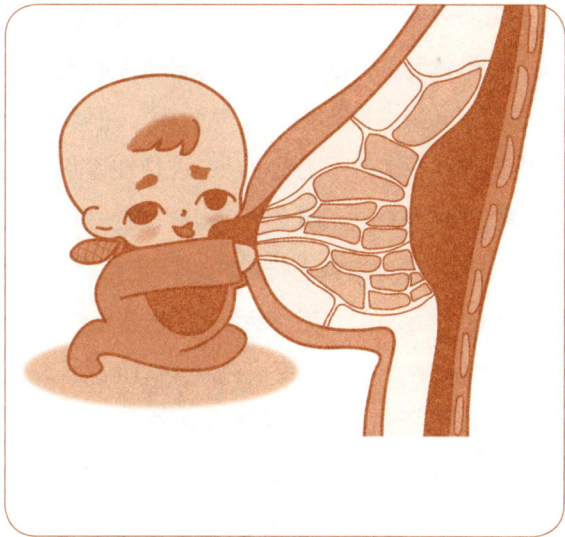

界范围内3/4的女性不知道，也就是不具备对这一知识的了解，那就是，产后妈妈如果对自己的宝宝母乳喂养时间超过六个月以上，患乳腺癌的概率就可以降低5％。这是因为分娩后坚持母乳喂养能保持乳腺通畅，因而对乳腺癌可起到一定预防作用。若极少哺乳或从未哺乳，就容易导致乳房积乳，从而增加患乳腺癌的危险。在乳腺癌逐渐成为威胁女性健康的危险杀手的今天，这些研究应该引起广大女性朋友及关爱女性健康的人士们足够的重视。

2. 母乳喂养还可以降低妈妈卵巢癌的发病概率

一项新研究显示，对宝宝进行母乳喂养的妈妈，患卵巢癌的风险较低。而且喂母乳的时间越长，对母体免于患这种癌症的保护也就越大。众所周知，卵巢癌被称为"无声杀手"，很多患者仅出现如肿胀感等不明确症状，往往在诊断出来时病情已相当严重。澳大利亚科学家的一项研究结果表明，与对宝宝进行母乳喂养不到7个月的女性相比，那些让宝宝接受母乳喂养至少13个月的女性患卵巢癌的概率可以减少63％。研究还发现，妈妈所生的宝宝越多，这种效果就越明显。这项研究结果充分说明了母乳喂养对降低卵巢癌发病概率的重要作用。

3. 母乳喂养的宝宝患癌症的风险会更小

母乳喂养可以使妈妈减少患癌的概率这一点已经成为一种共识，而在西班牙进行的一项医学研究表明，母乳喂养还可以减少儿童患癌症的风险。不过，母乳喂养预防儿童患癌症的这一作用只有在母乳喂养至少达两个月之久的情况下才会产生。而且据研究结果表明，给宝宝哺喂母乳的时间越长，宝宝患癌症的危险越小。不仅仅如此，给宝宝喂母乳的时间越长，宝宝患肿瘤和白血病的危险也越小。

因此，坚持母乳喂养对妈妈和宝宝的健康都是非常重要的。也许这种有益的影响并不一定会在短时间之内明显地体现出来，但在以后妈妈的生活中，在宝宝健康成长过程中，将带来莫大的益处。

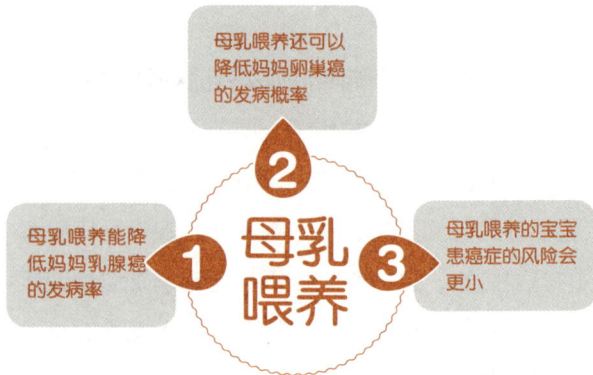

母乳喂养还可以降低妈妈卵巢癌的发病概率

② 母乳喂养

母乳喂养能降低妈妈乳腺癌的发病率 ①

③ 母乳喂养的宝宝患癌症的风险会更小

母乳喂养常见误区

错误一：添加辅食宜早不宜迟，宝宝7个月以后再添加辅食就比较困难了

世界卫生组织建议，6个月前是纯母乳喂养，并且母乳喂养可以持续到两岁以上。对于辅食添加，世卫组织建议从6个月开始。关于这个问题，美国儿科医师学会曾在2005年修改了母乳喂养指南，改为6个月开始添加辅食，此前一直是4个月开始添加。现在一些发达国家在宣传提倡母乳喂养时，都是非常严格地遵循这项指南。我国制订的母婴健康基本知识与技能上面也明确写了，纯母乳喂养应该是6个月。

添加辅食，也绝不是说"宜早不宜晚"。一般育儿专家或者儿科医师建议的6个月开始添加辅食也不是完全机械地按照时间来添加，最关键还是要看婴儿自己是否准备好了。从这个角度来说，遵循这个多数情况下的建议需要有两大前提：一是我们的母乳足够满足6个月以内的宝宝所有的营养需要。二是大部分的宝宝在出生6个月以后开始能够接受辅食，而如果你的宝宝6个月了，还没有添加辅食，也不意味着会有什么问题，要根据宝宝的具体情况来逐步添加辅食。

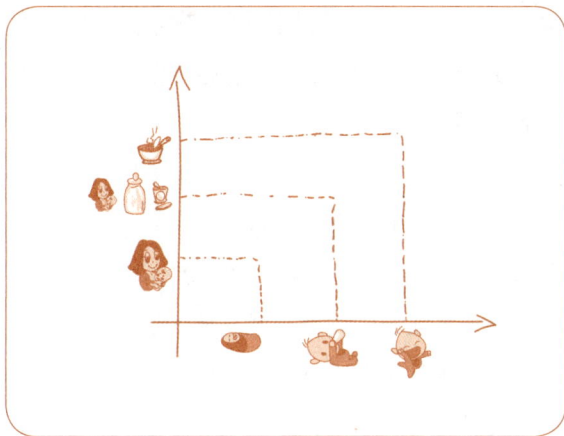

错误二：宝宝半岁后只能吃到稀薄的母乳，营养不良，脑发育不全，医生称单靠母乳难以满足宝宝所需营养

母乳里有大脑发育所需的最重要的物质，是其他任何代乳品所不具备的，比如天然的DHA、牛磺酸等，它们对婴儿大脑发育非常重要。还有大家都知道的免疫因子，这些活性物质是不能在任何配方奶粉里面找到的。这些免疫物质不但能让宝宝少生病，还能帮助宝宝大脑发育。尽管世界上各种权威机构对母乳喂养进行长期的研究，但科学家们仍然在说我们可能永远不知道母乳中到底有多少成分。而在已知的成分中

大部分都是奶粉没法模仿的，而且都是促进婴儿大脑发育的。

错误三：有的妈妈身材瘦瘦小小，而且在别人看来面色不佳，那么她的乳汁营养一定不高

妈妈的营养状况对乳汁质量的影响是非常微小的，不像我们想象的，妈妈每天必须要吃很多有营养的食物才能产生优质的乳汁。

从母乳质量的角度来讲，首先想告诉大家一个信息，即使是在非洲贫穷国家，那些没有得到很好营养补充的妈妈，她们的乳汁经过检测也是合格的。在通常情况下，即使一个刚生产完的妈妈，她的营养在某一段时期里并不是那么充分或者完美，只要她是健康的成年女性，那么她照样可以产出合格的乳汁。除非是那种长期处于饥饿状态的女性，这种情况下，她的乳汁可能会受到这样那样因素的影响而不那么营养，但是在现实状况下，发生这种情况的概率是非常低的。

而以所谓的以乳汁"稀薄得像米汤"来判断母乳缺营养也是错误的方法。其实，每个妈妈的乳汁看起来都是不同的。许多妈妈喜欢拿母乳的颜色来作为营养判断的标准，认为上面浮着一层油就是好的，而看上去比较淡没那么黄稠的就没有营养，其实并不是这样的。在我们正常规律生活的前提下，妈妈饮食出现轻微的差别，或者一段时间的胃口不好，甚至感冒一两周等，对妈妈的乳汁所产生的影响都是非常微小的。

错误四：宝宝感冒了，妈妈大量补充维生素C可以通过乳汁补充到宝宝体内

还有些妈妈说，一旦宝宝有点感冒，就急急忙忙补充大量的维生素C，然后认为会通过乳汁补充到宝宝的体内。那么，这种做法是不是有想象中那样好的效果呢？其实不然。实际情况是，并不是说妈妈吃了大量维生素C，乳汁里维生素C的含量就会明显有所提高。我们人体有一个非常精妙的吸收产出系统，并不是我们吃什么，就提供什么，所以大家一定要知道这个道理。至于宝宝感冒或者其他问题，还是建议寻求儿科医师的帮助，准确判断宝宝的实际状况，提供有效的改善手段。

做对这10件事，你也可以轻松母乳喂养

1. 进行母乳喂养要从孕期做起

在孕期的时候，准妈妈们就要做好乳房保健的工作，建议妈妈们从待产期就佩戴纯棉、适宜的乳罩，注意经常清洗乳头，保持乳头的干燥卫生；还需要在妇产科医师的指导下，进行乳房的按摩和胸部体操的锻炼，这有助于减少生育后出现产奶困难或者排奶不畅的情况；如果有乳头凹陷应及时矫治。此外，为了更好地了解母乳喂养的知识和技巧，还应多看母乳喂养的书籍，充分了解母乳喂养的优越性和重要性，做好充足的心理准备。

2. 适当增加乳母营养是乳汁充盈的重要保证

产后，妈妈要摄取营养丰富、水分充足的食物以满足月子里对营养的需要，一般要注意以下几个饮食方法。

（1）增加餐次

每日以5—6餐为宜，有利于胃肠功能的恢复，减轻胃肠负担。

（2）食物应干稀搭配

干的能保证营养的供给，稀的能保证水分的供应。

（3）荤素搭配，避免偏食

不同食物所含的营养成分种类及数量不同，而人体需要的营养是多方面的，只有全面摄取食物，才能满足身体的需要。

（4）清淡适宜

一般认为，月子里应该吃清淡适宜的食物。清淡适宜即葱、大蒜、花椒、酒、辣椒等刺激性食物应少于一般人的量，食盐也应少放。

（5）注意调理脾胃

月子里应该吃一些健脾、开胃、促进消化、增进食欲的食物，如山楂、大枣、番茄等。山楂可以开胃助消化，还有促进子宫恢复等作用。

3. 鼓励妈妈自然分娩，产后做到频繁有效吸吮

早接触、早吸吮、早开奶是保证有足够乳汁的关键。产后应24小时母婴同室，要按需哺乳。妈妈用母乳喂养婴儿时，哺乳的间隔时间没有限制。婴儿刚出生，妈妈没有下奶时，婴儿吃奶的次数多，吃的时间长是正常的。有时婴儿吃饱了仍然吸吮乳头，这是为了满足口欲，不能强行将

乳头从婴儿口中拔出。按需哺乳不仅是为了满足婴儿的生理需求，也是为了满足其心理需求。

　　4—6个月内婴儿要坚持纯母乳喂养，也就是说不给宝宝添加母乳外的任何食品及饮料。婴儿刚刚出生时是母乳喂养成功的关键期，也是婴儿学习吃奶的最佳时期。这时婴儿频繁地吸吮妈妈的乳头，妈妈的体内才能产生泌乳素，泌乳素通过血液循环到达乳房，乳房才能产生大量乳汁。如果这时给婴儿加糖水或奶粉，减少了对乳房的刺激，就会影响妈妈下奶。

4. 母乳喂养的姿势要正确

　　妈妈喂哺婴儿时要体位舒适，肌肉放松，可采取正坐或侧卧位，取坐位时两肩放松，座椅有靠背，不宜过高。宝宝的头及身体应呈一直线。宝宝的脸对着乳房，鼻子对着乳头。妈妈抱着宝宝贴近自己。若是新生儿，妈妈不能只托他的头部，还应托着他的臀部。婴儿吃奶时要将乳头及大部分乳晕含到口中。如果只含乳头，易发生乳头皲裂。如果妈妈哺乳时感到乳头痛，要及时纠正婴儿的含接姿势。

5. 母婴同室

　　有人曾认为，婴儿刚刚娩出，频繁的哭闹声会影响乳母休息，故采取母婴分离的办法，只是在哺乳时才让婴儿回到妈妈身边。其实，这样做对乳母、婴儿均不利。母子触摸、婴儿哭闹、母子对视、婴儿气味等，不仅可以增进母婴感情，而且还是一个个良好的刺激信号，可有效地刺激泌乳系统，解除下丘脑的抑制，导致泌乳素增高，乳汁分泌自然状如涌泉。

6. 不定时哺乳，按需供给好处多

　　初生几天内，母乳分泌量较少，不宜刻板固定哺乳时间，可根据需要调节哺乳次数。因为妈妈乳汁较少时，给小儿吃奶的次数相应增加，这样一方面可以满足婴儿的生理需要，另一方面通过婴儿吸吮的刺激，也有助于泌乳素的分泌，继而乳汁量也会增加，到此时吃奶间隔就可以相应延长。假如

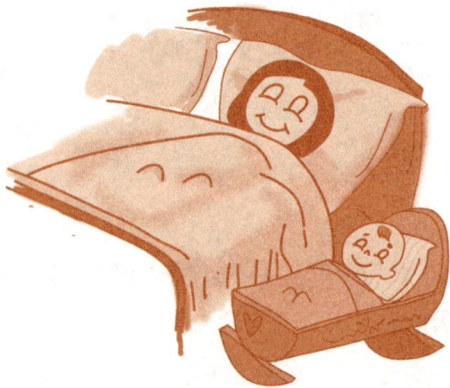

固定哺乳，婴儿因饥饿哭闹，时间长了婴儿哭累了，等到了哺乳时间婴儿因困乏疲劳吃奶也不会多，且哭闹使婴儿胃内进入许多气体，吃奶后也会引起呕吐。足月儿大致隔三四个小时哺乳一次。至于每次哺乳的时间，第一天每次每侧哺乳约2分钟，第二天约4分钟，第三天约6分钟，以后大约为8—10分钟，即一次喂两侧共约15—20分钟。吸奶时间过久会咽入过多空气，易引起呕吐，而且也会养成日后吸吮乳头的坏习惯。

7. 充分排空乳房，可促进乳汁分泌

在以往，很多产妇认为，乳房排空了，乳汁就会越产越少，其实这种观点是错误的。充分排空乳房会有效刺激泌乳素大量分泌，可以产生更多的乳汁。在一般情况下，可以用手挤奶或使用吸奶器吸奶，这样可以充分排空乳房中的乳汁。当然，也可以使用优良品牌的电动吸奶器，这种吸奶器能科学地模拟婴儿的吸吮频率和吸力，能更有效地达到刺激乳汁分泌的目的，效果会更好一些。

8. 注意哺乳细节，哪怕婴儿有吸奶问题时，也千万不能给他奶嘴

一旦吃了奶瓶，婴儿就很难再学会正确的吸奶头的方式了。而且吸橡胶奶嘴比较省力，也会使婴儿不愿意吃母乳。实际上，即使婴儿没有吃奶问题，在一个月以内，也应该尽量避免使用奶瓶。开始引入奶瓶时，每天只喂一次，观察婴儿吃母乳不受影响，再逐渐增加吃奶瓶的次数。在婴儿吮吸乳头的时候，应该含住大部分乳晕，因为压迫乳晕有益于刺激乳汁分泌及流出。同时，还应该注意两个乳房轮流喂哺，以保证营养全面均衡。双侧乳房轮流喂哺，婴儿在一天内可以从两边的乳房获得大致等量的乳汁，既能吃到前奶，也可吃到后奶，营养全面，不仅利于婴儿的生长发育，也有利于乳汁的正常分泌与"休整"。

9. 在母乳喂养的过程中，妈妈要学会判断宝宝什么时候是吃饱的状态

这些对宝宝成长各方面的观察，都能够帮助妈妈们积累经验，从而在宝宝还不会用言语表达自身需求的情况下，真正做到和宝宝"心有灵犀"。

10. 家庭的鼓励和支持是母乳喂养的保证

作为产妇的家人，最需要做的就是多关心产妇，这种关心不仅仅是体现在饮食照料、为产妇提供充足的营养方面，还应注意减少产妇的心理压力、思想负担等心理影响及情绪方面，保证产妇有良好的心情。另外，注意生活规律、周围环境安静舒适不嘈杂、保证产妇充分的休息睡眠也

是很重要的。从妈妈们的角度来说，自身也要有保持精神愉快的意识和能力，并且对自己有能力、有充足的乳汁喂养宝宝充满信心。

母乳喂养并非难事，实践证明，只要树立信心，掌握母乳喂养知识技巧，99%的妈妈都能顺利实施母乳喂养，让宝宝更加健康。

什么时候是吃饱的状态？

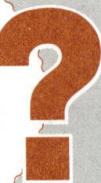

★ 哺乳前乳房丰满，哺乳后乳房较柔软；

★ 哺乳时可听见吞咽声；

★ 妈妈有下奶的感觉；

★ 尿布24小时湿6次以上；

★ 宝宝每天大便2—4次，大便软，呈金黄色、糊状；

★ 在两次哺乳之间，宝宝很满足、安静；

★ 宝宝体重平均每周增长125—210克。

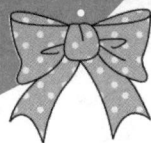

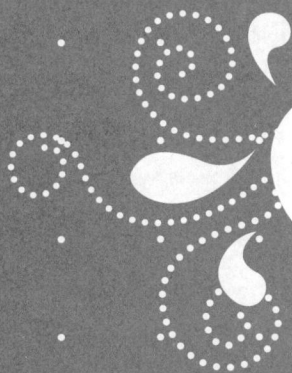

第二章

母乳
喂养的
第一步

早接触、早吸吮、早开奶

在出生后一小时左右的时间内，是建立母子感情纽带的重要时机，所以产后第一次母乳喂养就成了母子间重要的情感交流与体验。小生命的到来会使妈妈顿时忘却一切痛苦，亲眼瞧见自己孕育了十个月的宝宝是妈妈最大的愿望与满足。此刻助产人员及时将新生儿放在妈妈的怀里，就叫早接触，也开启了妈妈和宝宝第一次接触的大门。

那么，在这个过程中，作为妈妈以及宝宝的家人，需要了解哪些基本的知识呢？

首先，早接触要在妈妈和婴儿都得到保暖的情况下进行。当妈妈的皮肤和新生儿的皮肤靠在一起时，妈妈哺育宝宝的欲望油然而生，不少妈妈会有乳房隐隐作胀的感觉。另一方面，新生儿

在妈妈怀中，感受着那种熟悉的气味，聆听着那种令其倍感安全的心跳声，宝宝会很自然地寻觅妈妈的乳头，这时候就是新生儿学习吸吮的良好时机。有的妈妈担心宝宝刚出生，没什么力气，看起来柔柔弱弱的，这些担心都是多余的。正常新生儿往往非常灵活自如，当助产人员帮助新生儿含吮着妈妈的乳头时，新生儿可以很有力地吸吮起来，这种吸吮可能只是很短暂的一会儿工夫，但在这种吸吮中，宝宝得到了价值很高的初乳；还有就是由于吸吮的刺激，妈妈体内催产素分泌增多了，这有利于妈妈胎盘娩出并减少产后出血；妈妈们倍加期待的也最有意义的是，母子间的感情在这一刻得到了升华。

有不少科学家研究了早接触对母子情感的意义，他们认为，出生后一小时是建立母子感情纽带的重要时机。产后的第一次哺乳，妈妈将给予宝宝更多的母爱和更多的关心，将更有利于妈妈树立母乳喂养的信心并坚定较长时间哺喂婴儿的决心，将更有利于使妈妈尽快地进入角色担负起照料宝宝的责任。产后及早地第一次哺乳，新生儿会感受到更多的安全感，宝宝情绪稳定，睡眠好，觉醒与进食也容易形成规律。

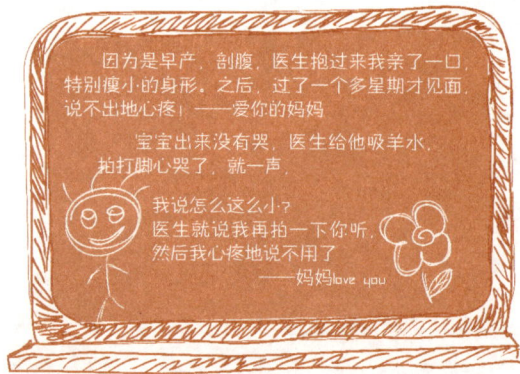

因为是早产，剖腹，医生抱过来我亲了一口，特别瘦小的身形，之后，过了一个多星期才见面，说不出地心疼！——爱你的妈妈

宝宝出来没有哭，医生给他吸羊水，拍打脚心哭了，就一声

我说怎么这么小？医生就说我再拍一下你听，然后我心疼地说不用了
——妈妈love you

第一次给宝宝哺乳的苦与乐

（一）哺乳之苦

在客观条件允许的情况下，大多数妈妈们还是选择母乳喂养，但是，做一个合格的哺乳妈妈也不是一件易事，各位妈妈在心理上首先就要有充分的准备。

1. 奶水不足

妈妈们在产后可能会出现食欲降低的情况，因此刚生产完的两天，产奶量也是有限的。所以宝宝们虽然可以体会第一口母乳的幸福，但是离填饱肚子还有很远的距离，无法满足食欲的宝宝们才不会简单放弃对母乳的追求，他们会不停地吸，很容易吸破妈妈的乳头，饥饿难挨的时候甚至会哇哇大哭。如果遇到这种情况，鲫鱼汤是个不错的选择，一般喝几次之后就会有明显的效果。

2. 胀奶之痛

如果出现胀奶，准备一个吸奶器会减轻很大的痛苦，还可以借助热水敷、按摩等方式，减轻胀奶导致的隐痛。

3. 溢奶之烦

有的妈妈乳汁比较多，满则溢，特别是在半夜的时候，会突然觉得身上凉凉的、湿湿的，醒来才发现，原来是溢奶了，衣服湿了一大片。如果是天气暖和还好，如果是在寒冷的冬天，衣服湿透自然是一件非常不舒服的事情了。根据大多有溢奶情况的宝妈们的叙述，即使是在奶未满的时候，只要宝宝们吸一侧，另一侧就会像打开了的水龙头一样喷如泉涌，甚至有的时候乳汁太急，宝宝们还会呛奶。

4. 哺乳之累

有的宝宝喝奶后会吐奶，所以导致妈妈们没有办法躺着哺乳，只能坐起来抱着宝宝哺乳，如此一来，就会对妈妈们的腰部产生很大的负荷，腰酸不已，苦不堪言。通常有这种情况的妈妈

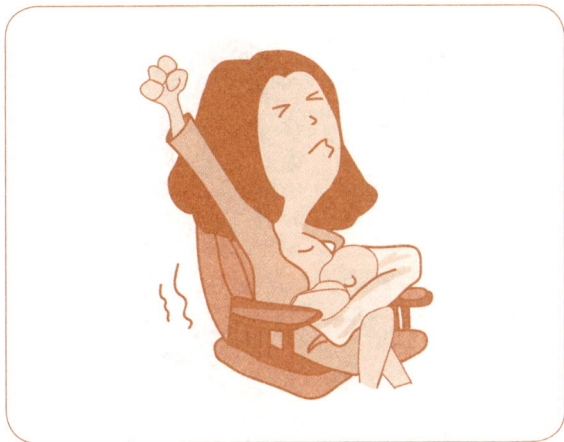

们，喂完奶后就浑身发软，恐怕连翻身的力气都没有了。

5. 睡眠之少

母乳喂养意味着没有人可以代替你喂宝宝，意味着没有人可以代替你跟宝宝一起睡觉，意味着你不可能睡一个完整觉。有的宝宝会比较敏感，又非常缺乏安全感，前几个月的时候，很少能够在床上睡几个小时，经常要自己的妈妈抱着才能睡踏实，尽管有其他人可以接手照顾宝宝，但是，宝宝要吃奶的时候依然会找自己的妈妈。因此，很有可能妈妈们天天都处于严重睡眠不足的状态。加上产后身体的虚弱，高强度的育儿生活又加重了身体的负荷，一般一次睡两三个小时就很不错了。经常是好不容易把宝宝哄睡着，妈妈自己想补个觉休息一会儿的时候，宝宝却又醒了，这种睡眠不能得到满足的难受感觉自然是不用说了。

6. 黄疸之灾

宝宝们在出生不久后会出现生理性黄疸，有的宝宝黄疸没有及时消退，有时候小脸蛋儿或者其他局部皮肤有点黄黄的。这个时候，妈妈们不需要过度担心，这是由于纯母乳喂养的原因导致的，建议停母乳三天，医院配些退黄的药水，定时复查就可以。

7. 饮食之忌

当妈妈后，所有牵挂都变成了自己的宝宝，一言一行都会考虑到宝宝的健康，其中比较普遍的就是哪怕自己不喜欢吃，对宝宝好的食物也会

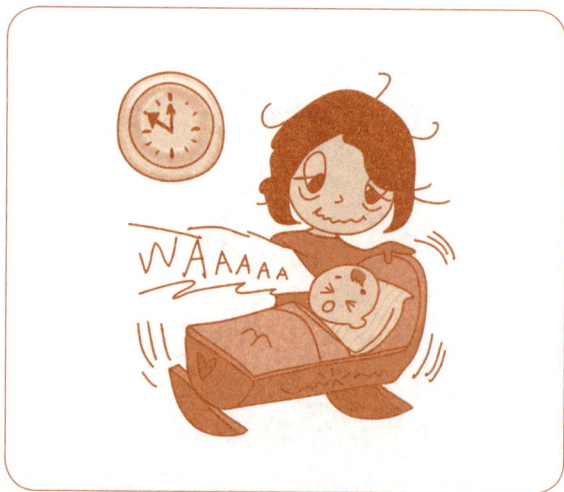

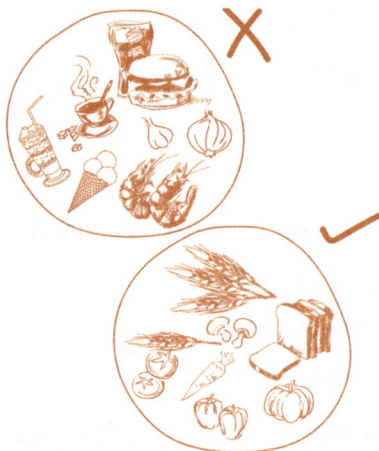

要有美食当前不为所动的决心

选择多吃；哪怕自己非常爱吃，对宝宝不好的食物也一定不吃。说到饮食，大致来说，蛋白质要多吃，汤汤水水要多喝，营养全面很重要，补钙补铁要加强；咖啡可乐说再见，虾蟹贝壳待一边，大蒜辛辣都不要，皮蛋腌菜不上桌，桂圆人参也走开。克服美食的诱惑也是对宝妈们极大的考验。

8. 咬奶之痛

五个月左右的宝宝，在哺乳的时候开始喜欢咬妈妈的乳头了。有时候，宝宝们还觉得咬乳头是一件充满乐趣的事情，会连着咬好几次。这个时候，妈妈们就会知道，这是宝宝们即将长牙的征兆。这对妈妈们来说，真是一件既欣喜又痛苦的事情。要是宝宝长出了牙齿，那咬起来就更疼了。可是，妈妈们又不会因为宝宝咬而给断奶，只好强忍着，谁叫宝宝是自己的心头肉呢。这里告诉大家一个有趣的办法，当宝宝咬乳头的时候，轻捏宝宝的鼻子，他就会松开嘴巴了。

9. 乳房一大一小

爱美的妈妈们对于这样的情况难免是会郁郁寡欢的。大对数妈妈在妊娠期都会参加孕期讲座，相信医生都告诉过你哺乳会导致乳房一大一小。为了避免发生这样的情况，妈妈们在给宝宝哺乳的时候一定要左右轮着喂。不然的话，

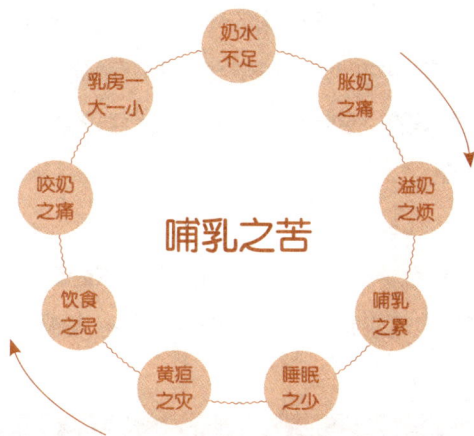

哺乳之苦

由于一侧经过胀奶，一侧没有，会导致两侧大小不一。

（二）哺乳之乐

说了这么多的苦，看得妈妈们不禁一阵灰心和烦恼。但是，十个月的妊娠期妈妈们都过来了，又怎么会畏惧这点艰难呢，所以，再来说说哺乳的快乐吧!

1. 哺乳之成就感

看着宝宝含着奶头甜甜地进入梦乡，相信妈妈们会有莫大的成就感。还记得那句"你用甘甜的乳汁把我喂养大"，这对妈妈们来说，应该就是最大的幸福吧。

2. 宝宝之免疫力

母乳的重要性相信看了前面介绍的妈妈们都已经有了一定的了解，所以说，吃母乳长大的宝

宝们，一般情况下生病的可能性会比其他宝宝小很多，即使有时候天气变化或者照顾疏忽，轻微着凉之类的，宝宝们也能够凭借自身的抵抗力自然调节。

3. 宝宝之依恋感

宝宝们吃母乳，对妈妈自然很依恋。尤其是随着宝宝越来越大了，慢慢会变得越来越懂事，他们对妈妈有着熟悉感，饿了会找自己的妈妈，知道在妈妈的怀抱里会有奶喝。因此当宝宝们饿的时候，自然而然就会不停地向妈妈怀里扑，向妈妈笑，那种依恋感会让妈妈们感到非常欣慰，每当宝宝们露出纯真的笑容，妈妈们就会觉得，所有的辛苦付出都得到了最好的回报。

掌握哺乳的正确姿势

妈妈和宝宝的姿势会影响哺乳的质量，正确的哺乳姿势应该是母子均感到舒服的姿势，有关哺乳姿势的描述，可以形象地称之为"三贴"：婴儿的嘴及下颌部紧贴妈妈乳房，妈妈与宝宝胸部紧贴胸部，腹部紧贴腹部。这样做宝宝很容易将妈妈的乳头和大部分乳晕吸入口中。

一般来说，比较实用方便的有以下几种哺乳姿势。

① 摇篮式

具体方法			姿势优点	
（1） 宝宝的头部枕着妈妈的手臂，腹部向内	（2） 妈妈的手应托着婴儿的臀部，方便身体接触	（3） 妈妈可用软垫或扶手支撑手臂，手臂的肌肉便不会因为抬肩过高而拉得紧绷	（1） 使用手支撑颈背部，对宝宝的头部可形成更好的控制	（2） 这种姿势用来为早产儿或叼住乳头有困难的宝宝哺乳时尤为合适

❷ 半躺式

具体方法			姿势优点	
（1） 把宝宝横倚在妈妈的腹部，脸朝向妈妈的乳房	（2） 妈妈的背后用枕头垫高上身，斜靠躺卧	（3） 妈妈用手臂托起宝宝的背部，以便宝宝的嘴巴可以衔住妈妈的乳头	（1） 可以减轻妈妈们哺乳的劳累感，便于妈妈在哺乳中得到一定休息	（2） 在分娩后的头几天，妈妈坐起来仍有困难，而以半躺式的姿势喂哺宝宝最为适合

❸ 橄榄球式

具体方法			姿势优点	
（1） 宝宝躺在妈妈的臂弯，臀部相对，有需要时可用软垫支撑	（2） 妈妈的下臂托着宝宝的背部，身子稍微前倾，让宝宝靠近乳房	（3） 开始喂哺后，放松，身体后倾	（1） 这种姿势可让宝宝吸吮到下半部乳房的乳汁	（2） 如果妈妈们哺乳的对象是一对双胞胎，那么在双胞胎宝宝哺乳的时候，或同时有另一位宝宝想依偎着妈妈时，这种姿势便尤为适合

❹ 侧卧式

具体方法			姿势优点	
（1） 妈妈在床上侧卧，背后用枕头垫高上身，斜靠躺卧	（2） 让宝宝横倚着你的腹部，脸朝向你，头枕在你的臂弯上	（3） 使宝宝的嘴和乳头保持在同一水平线上	（1） 哺乳中，便于妈妈休息	（2） 痔疮疼痛、撕裂疼痛或做过会阴切开术的女性采用此姿势最合适

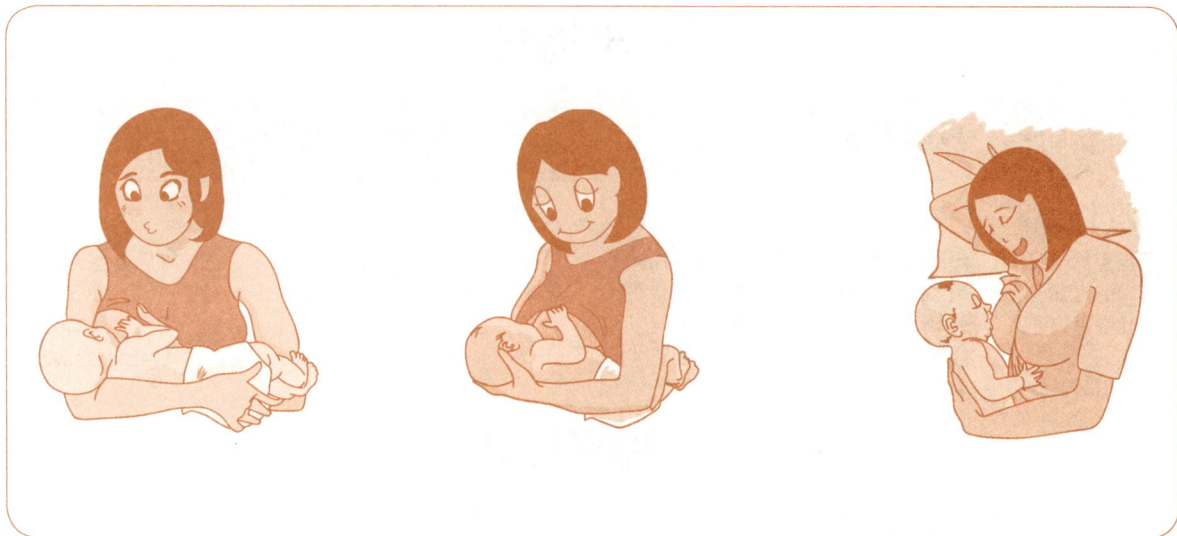

小贴士

如何判断哺乳姿势是否正确

如果出现以下情况，很可能就说明妈妈的哺乳姿势是不恰当的，需要做适当的调整。

（1）当乳头出现疼痛，有被撕裂的感觉时。

（2）当哺乳时出现受伤的情况。

（3）喂完奶后，感觉乳房里还有乳汁，很快又开始发胀。

（4）总是要把乳房移开才不会压住宝宝的鼻子时。

（5）宝宝狼吞虎咽，没有慢下来的时候。

（6）宝宝吃奶时姿势很紧张。

（7）当喂了很长时间，宝宝看起来还是饿，不愿意停下来时。

（8）宝宝的体重没有如期增长时。

（9）如果你和宝宝都得不到舒适感，那么可能就是哺乳的姿势不当。

专家推荐的哺乳姿势

在以上几种方式中，比较推荐的是前面三种，即妈妈哺乳的时候宝宝处于坐姿。为什么建议在给新生儿哺乳，尤其是在宝宝们没有满3个月的时候尽量采取坐姿呢？

1. 谨防窒息

在宝宝还未满3个月的时候，头、颈部力量都很弱，如果妈妈们在给宝宝哺乳的时候精神分散，体力不足，迷迷糊糊地睡着了，乳房堵住了宝宝的口鼻而宝宝又没有足够的力量避开就可能因窒息而发生意外。只有当宝宝4个月后才具备抬头躲避和用手推开妈妈乳房或用身体动作将妈妈惊醒的能力。

2. 预防急性化脓性中耳炎

如果妈妈躺着哺乳，那么宝宝势必也是在妈妈的怀抱里或者是床上处于睡姿喝奶，但是婴儿的咽鼓管短，位置平而低，将有一部分奶或小儿呕吐物带着细菌流到宝宝的耳朵里，加之婴儿的免疫功能尚不健全，细菌侵入耳的鼓室和中耳，婴儿极易得急性化脓性中耳炎，如治疗不及时可导致耳聋。所以，妈妈不要躺在床上给婴儿哺乳，同样也不要让婴儿躺在床上吮吸奶瓶。

小贴士

乳头疼痛怎么办

（1）不要过度紧张，放松心情。分析原因，掌握正确的哺乳姿势是预防乳头疼痛和皲裂的关键。

（2）热敷和按摩。妈妈们可以配合用湿热的毛巾敷乳房和乳晕3—5分钟，同时按摩乳房以刺激排乳反射，挤出一些乳汁，乳晕变软后便于婴儿含吮。

（3）在哺乳的时候，建议先用疼痛轻的一侧乳房哺乳，将乳头及乳晕的大部分含入婴儿的口腔中。如果要停止哺乳，妈妈用食指轻轻将婴儿的下颌按压一下，婴儿会自动吐出奶头，千万不要强行将奶头拉出，这样会损伤奶头。

（4）如果已发生乳头皲裂，哺乳后再挤出一些乳汁，涂抹在乳头和乳晕上，并待其自然干燥。

（5）如若乳头疼痛剧烈难忍，可暂停亲自母乳喂养，借助吸乳器吸出乳汁，让家人参与喂养宝宝，让宝宝继续享用母乳。同时咨询相关医师，配合药物或者手法治疗即可。

如何提高乳汁的分泌量

1. 自信

自信是成功的基石，为了宝宝们的健康成长，既然选择了母乳喂养，那么，妈妈对自己能够胜任母乳喂养工作的自信心将是母乳喂养成功的基本保证。我们要树立这样的正确观念，不论女性乳房的形状、大小如何，都能制造出足够的乳汁，从而带给宝宝丰富的营养。

2. 注意"食"效

新手妈妈应当保持每日喝牛奶的良好习惯，多吃新鲜蔬菜水果。总之吃得好不是所谓的大补，老一辈的家长们经常会推荐多吃一些传统的猪蹄汤、鸡汤、鲫鱼汤等，这些食物确实对促进乳汁分泌有很好的效果，但是如果摄入过量，其中的高脂肪不仅会堵塞乳腺管，不利于母乳分泌，还会让妈妈发胖，所以说，即使是补，也要适量。只要吃得对，既能让自己奶量充足，又能修复元气且营养均衡不发胖，这才是新手妈妈希望达到的"食"效。

3. 两边的乳房都要喂

如果一次只喂一边，乳房受的刺激减少，自然泌乳也少。每次哺乳两侧的乳房都要让宝宝吮吸到。有些宝宝食量比较小，吃一只乳房的奶就够了，这时不妨先用吸奶器把前部分比较稀薄的乳汁吸掉，让宝宝吃到比较浓稠、更富营养的乳汁。

4. 多多吮吸

有的妈妈刚开始乳汁分泌量比较少，越是这样，越要增加宝宝吮吸的次数。因为宝宝吮吸的力量较大，正好可借助宝宝的嘴巴来按摩乳晕。喂得越多，乳汁分泌得就越多。

5. 吸空乳房

妈妈要多与宝宝进行肌肤接触，宝宝对乳头的吸吮是母乳分泌的最佳刺激。每次哺乳后要让宝宝充分吸空乳房，这有利于乳汁的再产生。

6. 保持好心情

母乳是否充足与新妈妈的心理因素及情绪情感关系极为密切。所以，妈妈在任何情况下都要不急不躁，以平和、愉快的心态面对生活中的一切。

7. 补充水分

哺乳妈妈常会在哺乳时感到口渴，这是正常的现象。因此，妈妈在哺乳时要注意补充水分，可以选择多喝豆浆、杏仁粉茶、果汁、原味蔬菜汤等。水分补充适度即可，这样乳汁的供给才会既充足又富有营养。

8. 充分休息

夜里妈妈们因为要起身哺乳好几次，晚上睡不好觉。睡眠不足当然会使乳汁量减少。哺乳妈妈要注意抓紧时间休息，白天可以让丈夫或者家人帮忙照看一下宝宝，自己抓紧时间睡个午觉。还要学会如何在晚间哺乳的同时不影响自己的睡眠。

9. 按摩刺激

按摩乳房能刺激乳房分泌乳汁，妈妈用干净的毛巾蘸些温开水，由乳头中心往乳晕方向成环形擦拭，两侧轮流热敷，每侧各15分钟，同时还可配合下列按摩方式：环形按摩，双手置于乳房的上、下方，以环形方向按摩整个乳房；螺旋形按摩，一手托住乳房，另一手食指和中指以螺旋形向乳头方向按摩；指压式按摩，双手张开置于乳房两侧，由乳房向乳头挤压。

10. 避免乳头受伤

如果妈妈的乳头受伤、破皮、皲裂或流血并导致发炎时，就会影响乳汁分泌。为避免乳头受伤，建议妈妈们采用正确的哺乳姿势，控制好单侧的吮吸时间，否则很容易反复受伤。

简单实用催奶汤

原味蔬菜汤

原味蔬菜汤就是用各类蔬菜不加任何调料煮的汤，味道清香，可以当茶喝，在产后当天喝有极佳的发奶作用。以后保证每天不少于喝两次效果更好。制作时可在黄豆芽、西兰花、菜椒、紫甘蓝、丝瓜、毛豆、西葫芦、西芹中每次选择四种以上放入锅内，加入适量清水，煮烂后取汤水饮用。

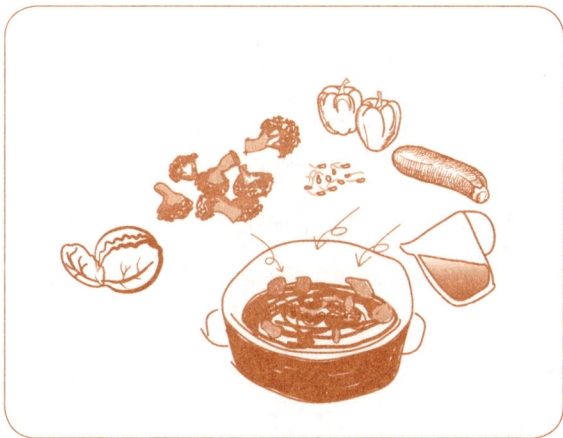

花生莲藕汤

取莲藕250克，花生100克，红枣10个。首先将莲藕节洗净，切成小块；花生、红枣洗净。然后把全部原料一起放入砂锅内，加清水适量，武火煮沸后，文火煮3小时。最后加入适量调料即可。

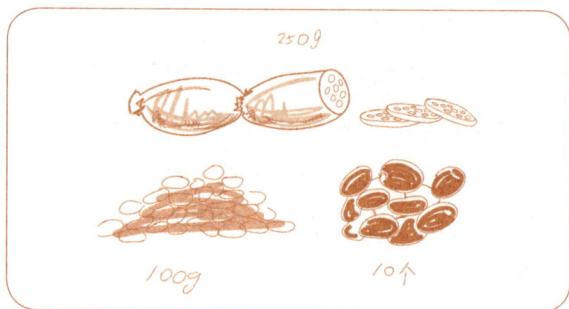

如何解决漏奶和胀奶的问题

1. 产后漏奶严重，怎样缓解让它"不漏"呢

漏奶，是指在未经外界的挤压和刺激下乳汁自动流出。一般来说，乳头位置较低；妈妈乳汁分泌多于宝宝需要，在没有及时吸奶的情况下；妈妈看到宝贝或别的妈妈哺乳，产生条件反射等，均可引起漏奶。想人为阻止乳房漏奶是很难做到的。一般几个星期后，乳房变软，这一症状会自然而然消失，但在乳房漏奶发生期间，对这个症状要正确对待，正确处理。

（1）有漏奶问题的妈妈一定不要过于着急，要保持心情平静、放松，要树立信心，尽管乳房持续产生大量的乳汁，但要相信漏奶一定会随着时间的延长自然停止。平时可以佩戴合适的乳罩，将乳房高高托起，注意乳头的位置不低于水平线。当感觉乳胀时，就要及时喂哺或将乳汁吸出。

（2）当有少量漏奶时，可用两块纱布，内装少许的腈纶棉，制成大约8厘米乘以8厘米大小的小奶垫，放入衣服内，吸干乳汁，但小奶垫要经常地清洗，晒干备用，以免发生污染。如果有大量的漏奶时，可用塑料小奶罩放入衣服内，防止浸湿衣物，损伤乳头。这两个圆圆的小碗罩垫到衣服的里面，既不会影响美观，又可避免漏奶时衣物被打湿带来的尴尬。此外，也可以买一种"护奶器"佩戴，如果发生漏奶，漏出的乳汁可流入护奶器中，不会流到别处。

（3）减少刺激，尽量避免看到能够带来条件反射的场面。

（4）出席公众场合时事先吸空乳房并佩戴衬有防护垫的乳罩。紧急情况下可以用双手交叉用劲按压胸部，可防止乳汁很快流出。最好事先了解卫生间位置，事先准备备用衣物，以便处理、更换。

（5）如果妈妈需要出去工作，务必要在早上上班前喂饱自己的宝宝，使双侧的乳房尽量吸空。中午休息时，将乳汁全部挤出，保存在一个干净的瓶子中，置于冰箱内，以备带回去给宝宝吃，避免不定时挤压乳房造成漏奶的发生。

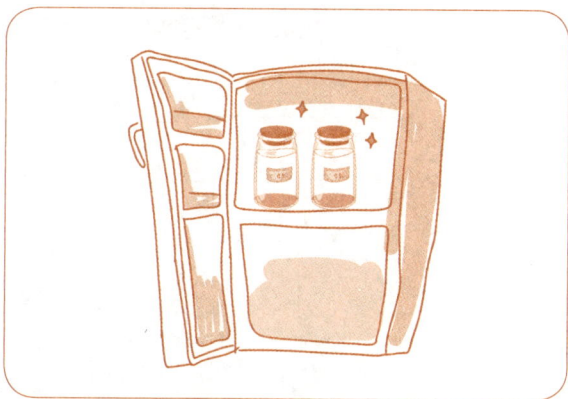

（6）如果问题比较严重，可以详细咨询一下专家，做出相应治疗、调整。

2. 胀奶有硬块却挤不出奶怎么办

另一个困扰大多数妈妈的问题估计就是胀奶的问题了。如果哺乳期的女性乳汁过多而宝宝吃奶较少，哺乳后就容易有奶液残留在乳腺小叶中，产生胀奶。由于胀奶解决不及时容易引起乳腺炎，所以跟各位妈妈分享一下解决胀奶的办法。

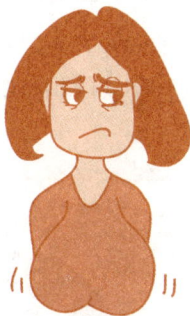

（1）热敷：如果哺乳期的妈妈只是有些轻微胀感，可用热毛巾或暖手宝热敷乳头和乳晕周围，操作的时候注意避开乳晕和乳头部位，因为这两处的皮肤较嫩，刺激过大会造成损伤影响正常哺乳。热敷可使阻塞在乳腺中的乳块变得通畅，改善乳房循环状况。每次热敷15分钟左右，每天热敷3—5次，胀奶症状就会得到明显的改善。

（2）按摩：解决轻微胀奶的第二个方法是按摩，这是比较有效的方法，最好在热敷过乳房后进行。乳房按摩的方法有很多，一般的方法是用双手托住单边乳房，并从乳房底部交替按摩至乳头，先顺时针按摩30圈再逆时针按摩30圈，注意要将流出的乳汁挤在容器中。如果自己没有把握或不方便，可到专业的妇产科进行按摩。

（3）**温水浸泡乳房**：解决轻微胀奶的第三个方法是用温水浸泡乳房。盛一盆温热的水放在膝盖上，将上身弯曲至膝盖，把乳房泡在盆子里，轻轻摇晃乳房，借着重力可使乳汁比较容易流出来，缓解胀奶症状。

（4）**使用吸奶器**：如果胀奶比较严重，疼得比较厉害，就要借助吸奶器进行手工或电动吸奶，避免乳汁的淤积导致乳腺发炎。

（5）**冷敷**：如果胀奶疼痛非常严重，可用冷敷止痛。前提是用吸奶器将乳汁吸出后冷敷乳晕周围，注意刚开始水不要太凉，冷敷一会儿后可以加凉水。

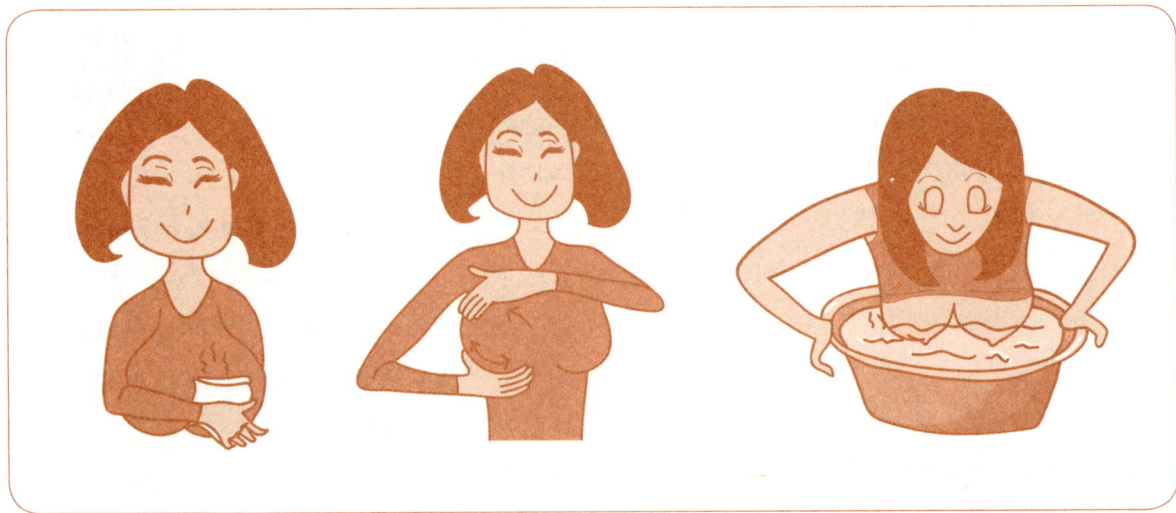

第三章

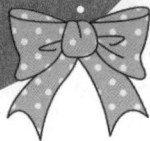

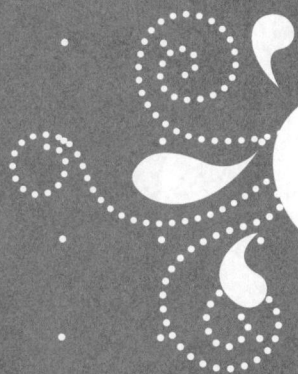

妈妈
最关心的
那些问题

宝宝要吃奶的信号

1. "小动作"不断

①本来安静入睡的宝宝小动作特别多，头扭来扭去，张着小嘴巴在拼命地寻找奶头，一旦触碰到东西时就迫不及待地认真吸吮起来，像吃手指、脚趾，舔嘴唇等。②闭着眼睛时，眼珠会乱转，睁眼时，会瞪着眼睛到处瞟。③挥动小胳膊，身体发紧，张开小嘴啃咬妈妈的胳膊、肩膀等。

我要吃奶

2. 小眼睛盯着妈妈的身体

宝宝肚子饿的时候会发出一种特别的声音，或者当妈妈一捏宝宝的脸颊，宝宝的眼睛会立刻定位到妈妈的乳房。其实，妈妈的身体气味对宝宝有着特殊的吸引力，并可激发出愉悦的"进餐"情绪。即使是刚出生的婴儿，也会把头转向有妈妈气味的方向，寻找奶头。

3. 哭闹"耍脾气"

哭闹是宝宝饥饿的晚期信号，宝宝一旦哭闹起来就很难快速顺利地进入哺乳过程。如果宝宝已经开始哭闹，在哺乳前一定要先安抚他的情绪，比如将其抱起来，哄哄他。宝宝哭闹除了饥饿，还可能是由于过度刺激、疲劳、无聊、疼痛、身体被弄脏、孤独等原因造成的。当宝宝哭时，妈妈得心中有数，认真辨别宝宝的"信号来源"是否为对哺乳的需求。妈妈们可以看看距离上次哺乳的时间有多久了，如果是刚刚喂过奶或者距离上次哺乳的时间反常性的较短，那么妈妈就应当考虑会不会是别的原因，因为有时宝宝哭也有可能是尿布湿了或者是身体不舒服了。如果符合宝宝平时的哺乳习惯，就赶紧准备好为宝宝哺乳吧。

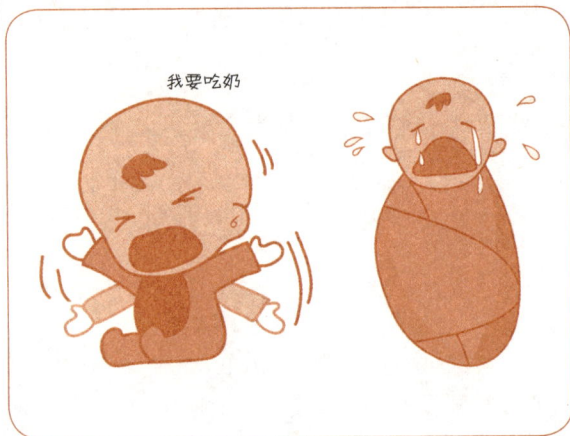

作为宝宝的定位目标，妈妈们最好一注意到宝宝这些信号就立刻哺乳，这对于形成好的吸吮习惯有很大的帮助。

多长时间喂一次奶最科学

多长时间给宝宝喂一次奶呢?这个问题难倒了很多母乳喂养的妈妈,那么妈妈们如何科学地解决这个问题呢?

通常来说,有两种做法:第一种是定时哺乳。选择这种哺乳方式的妈妈们需要了解的是,一般来说,新生婴儿需要每天哺乳8—12次,也就是说刚开始的时候,每隔2—3个小时就要给宝宝喂一次奶,在这个阶段,宝宝每次摄入的奶量不一定是一成不变的,可能这顿吃得多点,而过了2个小时后进行下一次哺乳,并没有达到饥饿的状态,相对摄入量就会少点。但是这个阶段并不会持续很久,妈妈可以通过观察宝宝的吃奶量,逐渐调整每次哺乳的时间,养成摄入量充足、间隔时间比较规律的哺乳习惯。正常情况下,宝宝通过逐渐的调整会养成每过3—4个小时吃一次奶的习惯,如此一来,每次就可以让宝宝一次吃饱吃够,便于妈妈也形成规律的排奶习惯,对奶量的恢复和日常生活时间的安排有很大的帮助。当然,这个习惯的培养过程也不是一帆风顺的,比如说有些宝宝在3个小时的间隙中间就会饿了,遇到这种情况,妈妈要用各种方法哄他"捱"到哺乳的时间也是一件伤脑筋的事情,

所以说调整至良好的哺乳时间也是一件考验妈妈耐心和细心的事情。

另一种方法是前面已经提过很多次的按需哺乳。

综上所述,两种方法其实是殊途同归,目标都是建立宝宝稳定的喝奶习惯和妈妈规律有效的排奶习惯。

也有的妈妈反映,自己的宝宝在两三个月后还是每隔一两个小时就要吃一次奶,这就说明一些问题了。比较常见的一种可能就是说明宝宝一次没吃够,遇到这种情况的妈妈们也不需要有过多的心理压力,这是正常情况,新手妈妈和新生儿都有一个

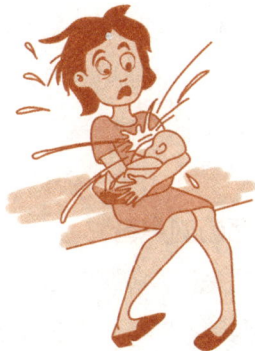

磨合过程。这种情况下，可以按需哺乳，让他想吃的时候就吃，哪怕一天20次。同时妈妈自己要注意营养，多喝汤水，保证睡眠和休息，一个星期内，妈妈的奶量就会随之增多，宝宝吃奶的间隔会随之延长。需要注意的是，在这种情况下，妈妈们不要失去信心，觉得自己奶量少，不能完成给宝宝的哺乳过程，就选择给宝宝增加奶粉什么的。此时如果增加奶粉，反而会影响宝宝对母乳的兴趣和吸食的动力，影响母乳量的自然增加，对宝宝和妈妈都是很大的损失。

怎样才能知道宝宝是否吃饱了呢

宝宝吃饱的时候和饿的时候一样，有一些小小的信号。妈妈们可以通过自我的感觉和宝宝的一些细微的表现判断宝宝是否吃饱了。

1. 乳房的自我感觉

养成规律的哺乳习惯后，每当妈妈们哺乳前就会觉得乳房有饱胀感，仔细观察乳房的表面，会看到隐约显露的静脉，如果用手按时，乳汁很容易被挤出。这种感觉和妈妈们哺乳后体会到的乳房松软、轻微下垂的感觉可以形成鲜明的对比，各位妈妈可以细细地感受下前后的不同。

2. 宝宝吃奶的声音

相信对妈妈来说，宝宝的每一次吸吮，甚至每一次呼吸都是熟悉的，仔细感受的话，不难发现宝宝平均每吸吮2—3次，就可以听到咽下的声音，这种声音给妈妈的信号是乳汁充足。当这样满足的吞咽声连续约10分钟左右，宝宝摄入的奶量已经足以填饱他们小小的肚子了。

3. 宝宝的满足感

其实，就和我们大人吃饱后会美美地放松自

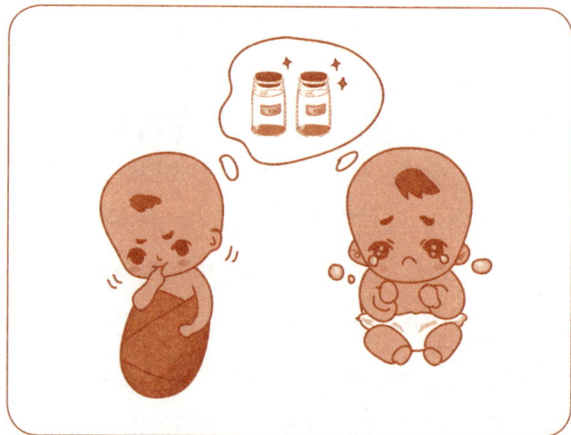

己的身体、处于一种满足的状态一样，宝宝吃饱后也会有一种满足感。这种满足感体现在宝宝吃完奶后能够安静入睡2—4小时。

4. 大小便次数

宝宝的饥饱情况还可以通过大小便次数和性状反映出来。母乳喂养的宝宝，大便呈金黄色，奶粉喂养的宝宝，大便呈淡黄色，比较干燥。如果宝宝每日大便2—4次，小便8—9次，表示吃饱了。如果宝宝的大便呈绿色，粪质少，并含有大量黏液，说明宝宝没有吃饱。

5. 体重增长

宝宝体重的变化是宝宝饮食是否满足其成长需要的可靠依据。体重增减可以说是反映宝宝成长情况的最有效的指标。具体宝宝在成长过程中体重的增减变化，在后面的章节会为大家详细介绍，总的来说，正常情况下，6个月以内的宝宝平均每月能增加体重600克左右，就表示宝宝的奶量能够满足宝宝成长的需要了；如果宝宝体重增加较多，说明乳汁充足。如果体重每月增长少于500克，表示奶量不够，宝宝并没有吃饱。

6. 体重称量

这是一个数学计量方法，也是最能够通过数字客观反映宝宝摄入奶量的方法。具体操作是哺乳之前给宝宝称一次体重，然后按照常规给宝宝充分哺乳，之间不要有排便行为，紧接着立即再为宝宝称一次体重，这两次体重的差额便是每次的哺乳量。通过数字来计算，出生3个月时每次哺乳量约为100—150克，6个月时为150—200克，达到这个数量就表示宝宝能够吃饱了。当然，如果宝宝饭量比较大，体重稍稍超出一点也是可以的。

7. 奶量计算

找个合适的时间，用吸奶器把奶全部吸出来，看看有多少，并和奶粉的食量对比，看看是否能满足宝宝的食量需要。

8. 宝宝吃不饱

观察宝宝是否有一些小习惯，比如有的宝宝吃不够会把舌头伸出来，有的会�‍嘴等。

小贴示
不同月龄宝宝的喂养指导

1个月： 每2—3小时哺乳1次或者按需哺乳。

2个月： 每2—3小时哺乳1次，夜间可减少一次。

3个月： 每2—3小时哺乳1次，夜间可减少一次。这个阶段的宝宝可以适量添加果汁，如橙子、番茄等，最好用新鲜水果压挤成果汁，通常与等量开水混合。开始几天可给宝宝吃10毫升，等宝宝适应后再慢慢增加至30毫升。

4个月： 每天5次，夜间1次可以停喂。果汁每天1次，每次30—40毫升。这个时候的宝宝可以添加适量的糊状食品了，比如说果泥和菜泥，常见的果泥有香蕉、木瓜、桃、苹果、西瓜、梨等，需要注意的是，其中除了成熟香蕉外，其余均应炖熟后给宝宝吃。开始宝宝可以先吃1汤匙，以后再慢慢加至3匙。常见的菜泥有豌豆、马铃薯、胡萝卜、菠菜等，1次只给1种蔬菜，将选好的食材洗净，然后煮熟到柔软，弄碎，开始先让宝宝吃1匙，以后可慢慢增至6匙。

5个月： 每天哺乳5次，其中一次可用牛奶替代。肉泥煮熟，弄碎，开始给宝宝吃1匙，慢慢加至2匙。其他辅食与4个月相同。

6—7个月： 母乳喂养的宝宝可开始用牛奶代替。

8—12个月： 奶粉每次240毫升，每天4次。新鲜果汁，添加开水等量慢慢减至吃单纯果汁，每天服用60毫升左右。此时宝宝可以开始吃生水果，应用汤匙刮给宝宝吃，每次3匙。谷类、粥、面条与碎肉、蔬菜共煮，每天可吃半碗。下列食物也可以在此阶段添加，每天1次，每次可以喂1种新食物，等宝宝习惯后再添加另一种新食物，直到宝宝习惯吃4种以上不同的食物后，可以试着混合喂食。具体辅食的添加及合理搭配在后面的章节会为大家详细介绍。

1岁后： 各种食物、牛奶、水果按家常食物的做法做给宝宝吃，三餐与大人同时吃，上午10点和下午3点适当添加些牛奶或水果。尽量不要给宝宝吃糖果、巧克力等甜食。

母乳宝宝的体重增长问题

许多新妈妈及家长都会对宝宝的体重增长十分关心，这是因为在老一辈家长的传统观念看来，宝宝体重的增长是衡量一个妈妈是否称职的标准。存在就有一定的道理，确实，宝宝体重的增长不仅是检验宝宝是否吃饱的标准，还是婴儿期健康成长的重要指标。相比于给宝宝喂奶粉的妈妈来说，母乳喂养的妈妈在这方面承受的压力会更大。这是因为，母乳喂养是新妈妈不断探索正确方法的过程，不像奶粉喂养那样有一些"放之四海皆准"的规则和标准数据，每一位母乳喂养的妈妈都要根据自己宝宝的独特性结合自身的生活及身体状况，建立起和宝宝之间默契的供需关系。

1. 宝宝生长发育指标

首先讨论一下宝宝体重增长的标准，"婴儿体重增长表"是根据成千上万个婴儿的体重增长情况而总结出来的"平均值"，"平均"并非"正常"，只不过是"常见"而已。因为是一个平均统计的数据，也是一种快捷对照数据，所以除了在使用上有快捷性之外，体现在每个独特的个体上，也存在一些弊端，因人而异。比如说，这些数据可能缺乏对宝宝们出生的地区、遗传基因以及人种等方面的差异的考量。而且最大的缺点是所有的数据都是根据奶粉喂养的婴儿来制定的。由于奶粉含有的脂肪是母乳的2—3倍，又由于奶粉喂养的婴儿普遍辅食添加得早，所以很容易在成长速度相同的情况下，纯母乳喂养的婴儿比奶粉喂养的婴儿"苗条"。因此，妈妈们不必把过多的目光投入到这个量表上，正所谓"尽信书不如无书"，此表仅作参考。

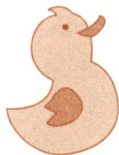

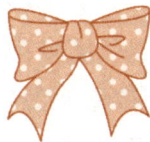

我国城市儿童体重、身长、头围、胸围计量表
（身长、头围、胸围：厘米；体重：千克）

年龄	男孩				女孩			
	身长	体重	头围	胸围	身长	体重	头围	胸围
初生	50.6	3.27	34.3	32.8	50.0	3.17	33.7	32.6
1个月	56.5	4.97	38.1	37.9	55.5	4.64	37.3	36.9
2个月	59.6	5.95	39.7	40.0	58.4	5.49	38.7	38.9
3个月	62.3	6.73	41.0	41.3	60.9	6.23	40.0	40.3
4个月	64.6	7.32	42.0	42.3	62.9	6.69	41.0	41.1
5个月	65.9	7.70	42.9	42.9	64.5	7.19	41.9	41.9
6个月	68.1	8.22	43.9	43.8	66.7	7.62	42.8	42.7
8个月	70.6	8.71	44.9	44.7	69.1	8.14	43.7	43.4
10个月	72.9	9.14	45.7	45.4	71.4	8.57	44.5	44.2
12个月	75.6	9.66	46.3	46.1	74.1	9.04	45.2	45.0
18个月	80.7	10.67	47.3	47.6	79.4	10.08	46.2	46.6
25个月	90.4	12.84	48.8	50.2	89.3	12.28	47.7	49.0
36个月	93.8	13.63	49.1	50.8	92.8	13.10	48.1	49.8

2. 宝宝不长肉是母乳喂养不当吗

在排除了疾病因素的前提下，妈妈要仔细观察一下宝宝的吃奶模式以及其他生活习性，从中判断到底是什么原因导致宝宝体重增长缓慢。国际母乳会的专家认为，体重增长缓慢的最常见原因是母乳喂养方法不得当，宝宝的奶吃得不够多。其中比较常见的现象有以下几种。

（1）**热量摄取不足**：有些妈妈的乳汁虽然十分充足，但是由于宝宝吸吮的时间不够长，没有得到高脂肪、高热量的"后奶"，即使小便数量正常，发育也良好，仍然会体重增长缓慢。有些时候是因为妈妈误以为应该人为地限制宝宝对于每一边乳房的吸吮时间；有些时候则是因为宝宝吃着吃着奶就睡着了。对于前一种情况，妈妈应该尽量让宝宝长时间吸吮，让宝宝决定什么时候吃够了，吃空一边再换到另一边。对于后一种情况，妈妈可以采取一些措施，唤醒宝宝继续吃奶。比如先让宝宝尽情吸吮，在瞌睡来临时换到另一边喂；还可以在宝宝将要睡着时换尿片，以便唤醒宝宝。有些宝宝只需要一边乳房的奶就吃饱了，有些则需要两边乳房的奶才能够满足成长的需要。

（2）**其他添加物干扰了宝宝对母乳的吸收**：母乳喂养的宝宝不需要喝水或果汁。母乳中含有宝宝成长中所需要的一切液体和营养。错误地添加水或者果汁，只会稀释母乳的热量，导致体重

增长缓慢。添加奶粉也会减少宝宝对母乳的吸吮，引起母乳分泌量下降。过早添加低热量辅食也会降低宝宝摄取的营养质量。

（3）哺乳姿势不正确，宝宝吸吮效率不高： 每次哺乳时，宝宝一开始的吸吮能够刺激妈妈的乳汁"下来"。妈妈乳汁"下来"之后，宝宝的每一次吸吮都应该伴随着吞咽。最初的饥饿感被满足后，宝宝的吸吮会缓慢下来。如果妈妈听不到宝宝的吞咽声，可能是宝宝没有正确地衔住奶头，也可能是没有进行有效的吸吮。这时最好断开宝宝的吸吮，重新让宝宝衔叼。

（4）喂养次数不够频繁： 有些妈妈被告知每三四个小时喂一次奶就够了；还有一些妈妈误以为宝宝应该按时哺乳，人为地制定宝宝的吃奶时间；而有极少数宝宝则天生比较安静嗜睡，不是很积极地吃奶。新生儿应该平均每24小时哺乳10—12次。有些宝宝不用吃这么频繁，有些宝宝却需要更频繁的哺乳才能够成长。如果宝宝每天吃奶次数在10次以下而又体重增长缓慢，妈妈应该采取措施，增加哺乳次数，以增加宝宝对养分的摄取，也同时增进乳汁的分泌量。

（5）其他因素： 烦躁不安的宝宝、早产儿等容易产生哺乳无力甚至拒绝哺乳的情况；分娩过程顺利与否、是否剖腹产等，有时会影响最初的哺乳；宝宝的健康状况，是否有黄疸、低血糖，

是否需要补充维生素；妈妈的健康状况和心理状态，是否生病、吃药、怀孕、使用口服避孕药，是否有荷尔蒙问题病史，是否规律性吸烟、饮酒，是否为了恢复体形而节食，乳房是否动过手术，是不是心情紧张焦虑等，都会影响哺乳。另外需要观察的是宝宝的大小便情况。新生儿在头6个星期之内，每天应该至少尿湿6—8片尿布，有2—5次甚至更多的大便。2个月以后的婴儿大小便会减少频率，但是量仍然保持。如果宝宝的排便量明显稀少，并且出现皮肤干燥松弛、头发枯干、无精打采、囟门下陷等脱水和生病症状，则需要及时就医。

小贴示

"袋鼠喂养法"的神奇效果

要解决宝宝体重增长缓慢的问题，不仅需要在哺乳方面做出努力，还需要妈妈经常地与宝宝有亲密的皮肤接触。美国的育儿专家推荐用婴儿抱带将宝宝每天数小时甚至整天挂在妈妈身上，搂在妈妈怀里，一方面增进宝宝的哺乳频率，一方面协助妈妈更好地掌握和满足宝宝的需要，最重要的是刺激宝宝体内的生长荷尔蒙，促进宝宝的成长。实践证明，这个方法对于宝宝的体重增加有着"神奇"的效果。

宝宝呛奶、吐奶了怎么办

相信每位妈妈都喜欢看着自己的宝宝吃得饱饱的，睡得甜甜的，这对于妈妈来说，是最开心的。但是，在宝宝的成长过程中并不都是一帆风顺的，很常见的两个问题就是，宝宝吐奶怎么办?宝宝吐奶又是什么原因引起的呢?找到这两个问题的答案，当宝宝再出现呛奶、吐奶的情况时妈妈就不会再手足无措了。

1. 新生儿为什么比较容易出现吐奶的情况呢

每一个发生吐奶的新生儿，并不一定是吃奶后改变抱姿或者是抱姿不对引起的，更主要的原因还在于宝宝过于幼小，其生理特点决定了宝宝们容易出现这样的问题。妈妈们是否对自家宝宝的胃部构造以及他们吃奶方式上的特点有点好奇呢?首先，宝宝的胃部和喉部还没有发育成熟，新生儿的胃部，从正面看是横躺着的，不像我们成人，胃部从相同角度看过去是斜躺的。宝宝的胃部呈不稳定状态，相当于我们大人吃饱后立马躺下的状态，同时贲门部位还比较松。也就是说，大人吃饭时，当食物进入胃部后，贲门会通过收缩来防止食物逆流回食管;但由于婴儿的胃

贲门部位还不能很好地进行收缩，从而导致进入胃部的乳汁等比较容易流回食管。另一方面，与大人相比，新生儿的喉头位置相对会高一些，再加上他们含乳头的方式还不娴熟，从而导致吃奶时空气容易与乳汁一起被吸入胃部，所以，当宝宝打嗝或身体晃动时，吃进去的奶也就比较容易被吐出来了。

2. 溢奶不可怕，呛奶、吐奶就要小心了

我们常说的吐奶、溢奶和呛奶，严格来说还是有些区别的。

1 溢奶是乳汁从胃内倒流，喂后没嗝出气来，然后进行别的事情，比如宝宝哭或使劲拉伸肢体，这都有可能造成腹内压增高奶液倒流，一般量不会很多

2 呛奶则是溢奶量过多，部分返回咽部，进入气道内侧发生呛咳，呛奶次数频繁则有可能导致肺炎，呛奶大多伴有咳嗽

3 吐奶则多数是病理状态，新生儿胃幽门狭窄，同时胃与食管结合部比较松弛，当胃强烈蠕动时，胃中的奶容易从食管反流，由口中吐出，这种情况形成的是吐奶。吐奶量多、次数多，喷出来的呕吐物除奶凝块外，还有可能伴有胆汁，小儿会哭闹不安、不愿吃奶、气喘、腹泻、脸色不好看、尿量少、囟门下凹等。

所以一旦宝宝呛奶、吐奶，妈妈们一定要认真处理，如果情况比较严重，务必找专科医生诊治。

3. 如何正确处理宝宝吐奶

如果宝宝吐奶了，妈妈们应该怎么办呢?不妨试试以下处理办法。

（1）使宝宝的上身保持抬高的姿势。一旦呕吐物进入气管会导致窒息，因此在让宝宝躺下时，最好将浴巾垫在宝宝身体下面并保持上身抬高。如果宝宝是在躺着的时候发生吐奶，可以把宝宝脸侧向一边。

（2）吐奶后，每次给宝宝哺乳的量要减少到平时的一半。在宝宝精神恢复过来又想吃奶的时候，我们可以再给宝宝喂些奶，但是不能像之前那么"豪饮"，每次哺乳量要减少到平时的一半左右，不过哺乳次数可以稍稍增加。在宝宝持续呕吐期间，我们只能给宝宝哺乳，而不能喂其他食物，包括辅食。

（3）呕吐后30分钟再为宝宝补充水分。宝宝吐奶后，如果马上给宝宝补充水分，很可能再次刺激到宝宝的消化系统，引起呕吐。因此，最好在吐后30分钟左右，用勺先一点点地试着给宝宝喂些白水，如果宝宝没有再出现呕吐或者其他排斥行为，再缓慢加量。

（4）吐奶后，要注意密切观察宝宝的状况。在宝宝躺着时要把宝宝头部垫高，或者索性把宝宝竖着抱起来。吐奶后，宝宝的脸色可能会不好，但只要稍后能恢复过来就没有问题。但宝宝呕吐得到缓解后，如果宝宝还有精神不振、只想睡觉、情绪不安、无法入睡、发烧、肚子胀等现象，则可能是生病了，需要立即看医生。

宝宝在3—4个月大之后，不仅可以很好地掌握吸吮技巧，而且贲门的收缩功能也已发育成熟，所以吐奶的次数也就会明显减少，在此之前，每次哺乳后我们最好还是要帮助宝宝拍嗝，帮助宝宝顺利吸收。另外，哺乳后最好让宝宝在安静状态下竖立20—30分钟，吃饱后别让宝宝立刻躺着或者急着让宝宝玩游戏等。

小贴士

帮助宝宝拍嗝的正确方法

（1）竖着抱起宝宝，轻轻拍打后背5分钟以上，是帮助宝宝拍嗝的基本方法。如果宝宝还是不能打嗝的话也可以试试用手掌按摩宝宝的后背。

（2）支起宝宝的下巴，让宝宝坐在自己的腿上，然后再用轻拍后背的方法也可。因为宝宝坐着的时候，胃部入口是朝上的，所以打嗝就比较容易了。

（3）拍不出嗝的时候，吸入胃中的空气有时会夹在前后吸入的乳汁中，此时如果将宝宝上身直立起来，将有利于胃中空气的排出。因此，妈妈可以将宝宝竖着抱起来，或者可以给宝宝垫高后背使上身保持倾斜30分钟左右。

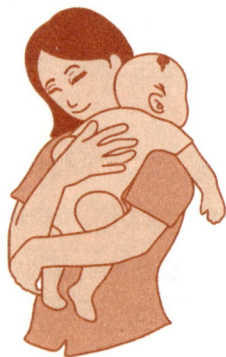
（1）

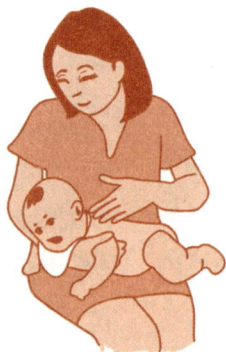
（2）

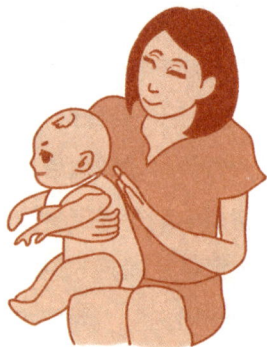
（3）

宝宝只偏爱一侧的乳房怎么办

有的宝宝只"偏爱"妈妈的一侧乳房，对另一侧却"不屑一顾"，这样的现象是否正常呢？我要告诉大家的是，这个问题的答案在很大程度上取决于妈妈的母乳量和宝宝的年龄。如果你的宝宝已经足够大了，完全习惯了吃母乳，再加上你的乳汁分泌也很正常，没有任何问题，那么在一段时间内，妈妈可以顺着宝宝的这种喜好，只用一侧乳房哺乳。虽然刚才提到的这种情况对宝宝和妈妈没有什么不利影响，也就是说宝宝只吃一边奶是完全可以的，比如双胞胎宝宝。但是如果宝宝还很小，妈妈们就尽量不要只喂一边，这对于让两边乳房都有机会充分下奶是不利的，乳汁分泌是在供需基础上产生的，所以如果在宝宝很小的时候，妈妈就放弃了让宝宝吸吮另一侧，那另一个乳房里的母乳量就有可能会减少，以后宝宝奶量不够的话，就没那么容易恢复充足的产奶量了。

当一侧奶比另一侧奶更受宝宝欢迎时，妈妈们该怎么办呢？

（1）从一开始哺乳，妈妈就要坚持两边换着哺乳，如每隔5分钟一换。

（2）找一个安静的地方哺乳。哺乳的时候密切观察宝宝的微妙小动作并及时做出反应。根据宝宝的反应，给宝宝爱抚、唱歌或聊天等，很大程度上可以减少宝宝的不适感。

（3）如果妈妈是因为一侧泌乳较少导致宝宝不喜欢，可以在宝宝饥饿的时候先给他吃奶少的一侧，因为乳汁是越吃越多的。当宝宝饥饿感强时比较急迫，吸吮力大，对乳房刺激也强，这样奶少的那一侧乳房泌乳就会逐渐增多。

（4）哺乳前先抱一会儿宝宝，让他的头贴着他不喜欢的一侧，同时妈妈可以跟宝宝细语交谈，达到安抚宝宝、为宝宝准备一个平静愉快的气氛的目的，然后"趁热打铁"，在他忘情而毫无防备的情况下，悄悄塞入乳头，久而久之宝宝就会慢慢习惯的。

（5）如果是妈妈某侧乳头较瘪不容易吸出奶来，或某侧乳房有乳腺炎导致排乳不畅等问题，就需要时间来解决了。不过，在此期间妈妈需要

把乳汁用吸奶器给吸出来，以保持这侧乳房的泌乳功能。通过吃奶还可使乳腺通畅，所以越是泌乳少的一侧乳房，越需要多让宝宝吸吮。

（6）如果妈妈怀疑宝宝身体某处疼痛是问题所在，那么用枕头垫在宝宝的身体下方，这样宝宝就不是侧身躺着，而是像睡觉时候的姿势那样，当然，这样的姿势会给哺乳的妈妈带来一些不舒服，委屈各位妈妈为了可爱的宝宝，坚持吧。

（7）在宝宝尚未对两侧乳房一视同仁之前，妈妈一面让宝宝吃他喜欢的那边乳房，一面也要注意把另一边乳房里的奶挤出来。两者同时做是为了配合妈妈的泌乳反射，或者也可以等宝宝吃完之后再挤奶。

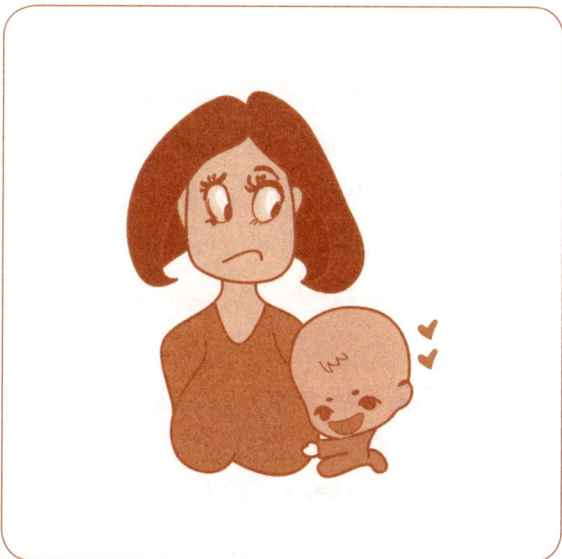

夜间哺乳应该遵循什么原则

即使在夜间的时候，宝宝也不缺乏对于母乳的需求，并且在一天全部所需的营养中占有相当的比重，不夸张地说，即使是10个月大的宝宝，也有25%的母乳是在夜间补充的。从妈妈的角度来说，妈妈体内泌乳素的产生量在晚上是白天的50倍。因此，对于很多刚生产后不久的新手妈妈来说，夜间喂养宝宝是件辛苦而又非常必要的事情。

夜间哺乳是有好处的。宝宝对乳头的吮吸和刺激在夜晚甚至有放大的效果，也就是说刺激效果会更明显。还有就是夜间哺乳可以使妈妈体内有镇静作用的荷尔蒙分泌水平提高，从而有助于睡眠，起到提高妈妈睡眠质量的作用，这就是为什么妈妈睡觉时间可能并不是很长，但是精力却很充沛的原因。夜间哺乳，妈妈也不能掉以轻心，甚至在克服强大睡意的同时，需要妈妈付出更多的精力。妈妈在夜间哺乳需要遵循以下四点。

1. 夜间哺乳的时候需要警惕宝宝着凉

夜间给宝宝哺乳，宝宝很容易感冒，很多妈妈也都担心这个问题，所以，在给宝宝哺乳前记得把窗户关好，并用较厚的毛毯把宝宝裹好，特别要注意把宝宝四肢裹严，尤其是冬天的时候。

2. 随着宝宝长大，慢慢调整夜间哺乳次数

就像我们大人一天三餐有规律一样，宝宝吃奶也是有规律的，而且一旦习惯形成，一般很难改。所以，妈妈早期就要有意识地开始逐渐减少宝宝夜间喝奶的习惯，直到宝宝养成夜间不吃奶的习惯。理想情况是3个月大的宝宝就能够睡一

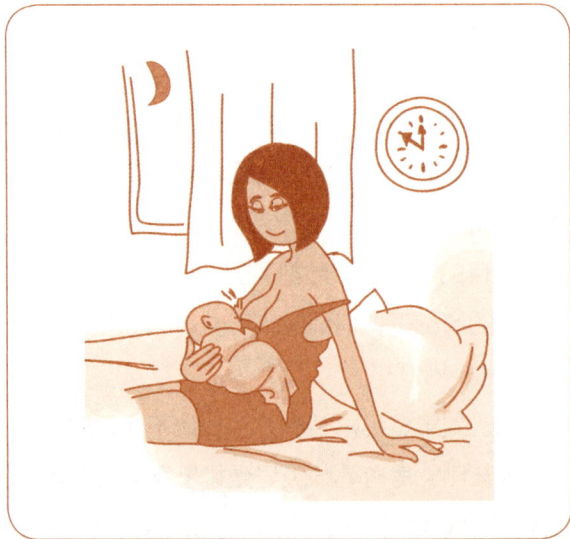

整夜了。不过，儿科医生对"一整夜"的定义指的是半夜12点至清晨5点之间，妈妈们可以在白天多喂宝宝几餐来帮助建立此模式，比如说宝宝白天小睡超过3小时，就要唤醒宝宝，帮他建立起规律的睡眠。

3. 夜间建议按需哺乳

为了便于掌握宝宝的哺乳时间，很多妈妈会一成不变地按照书本上说的每隔2个小时给宝宝喂一次奶，严格要求自己，实行"军事化管理"。其实大可不必。按照宝宝平时的习惯，如果到了哺乳的时间，宝宝仍熟睡未醒，可以延长哺乳的时间间隔。待宝宝醒来时，判断他确实饿了再哺乳。这样可以保证宝宝的睡眠。

4. 不要让宝宝整夜含着奶头

宝宝半夜醒了，哭闹不止，哭声惊醒了妈妈还有熟睡中的其他家人，妈妈的第一个反应就是把奶头放进宝宝嘴里，这几乎成了妈妈半睡半醒间一个条件反射的行为，或者为了一夜太平，妈妈干脆让宝宝整夜都含着奶头，只要饿了，自然会吸，这样就"一劳永逸"了，这个自以为聪明的做法其实是错误的。宝宝含着奶头睡觉，一方

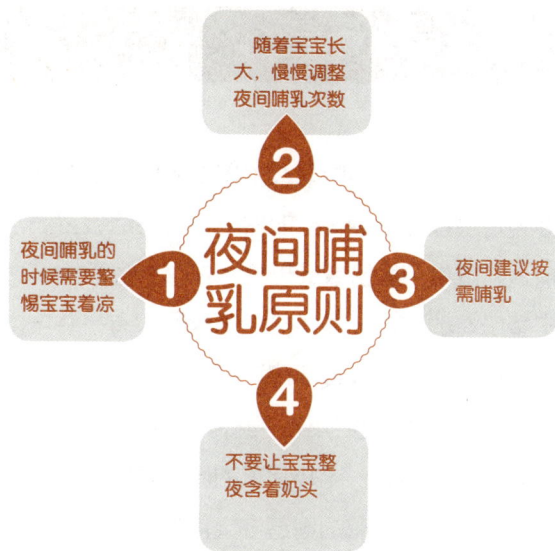

夜间哺乳原则

1 夜间哺乳的时候需要警惕宝宝着凉

2 随着宝宝长大，慢慢调整夜间哺乳次数

3 夜间建议按需哺乳

4 不要让宝宝整夜含着奶头

面会养成宝宝不良的吃奶习惯，不仅不利于其对营养的消化吸收，还会影响睡眠；另一方面可能在妈妈熟睡翻身的时候乳房盖住宝宝的鼻子，导致宝宝呼吸困难甚至窒息；再者，宝宝整夜含着乳头还容易导致乳头皲裂。

如果妈妈还处在夜间哺乳的阶段，夜间起来喂宝宝时，灯光要暗，同时将互动减到最低程度。尽量不要刺激宝宝，安静地给宝宝换尿布、哺乳，然后轻轻将宝宝放在床上睡觉。这样既能保证母子充足的睡眠，也有助于逐渐改变宝宝夜间吃奶的习惯。

宝宝罢奶了怎么办

随着宝宝的健康成长，仅仅靠母乳已经不能够满足宝宝对营养物质的需求，需要给宝宝添加辅食，或者用奶粉取代母乳。在这个过程中，并不是所有的宝宝都能够自然过渡的，有一些宝宝在断母乳、添加辅食后却只对辅食感兴趣，不肯吃奶粉，这种现象叫作"罢奶"。有很多种原因会导致宝宝罢奶，比较常见的原因是妈妈对宝宝的喂养不当，还有的则是宝宝自身的因素所致。因此如果要成功解决宝宝罢奶的问题，就要先找出原因，才能对症下"食"。

1. 喂养不当造成的罢奶

（1）原因

① 家长为宝宝添加的辅食不合理。为了满足宝宝快速生长的营养需要，建议在宝宝4—6个月的时候开始逐步为宝宝添加辅食，但不是说什么都吃，仍应以奶类食物为主，搭配适量的辅食。有的妈妈比较急切，过早地为宝宝添加辅食，还有一种情况就是虽然添加辅食的时机没有问题，但与奶类的搭配不当，随心所欲，宝宝想吃多少辅食就给宝宝添加多少，完全以宝宝的需要为标准，这样宝宝在进食后，整天几乎没有饥饿感，对口味

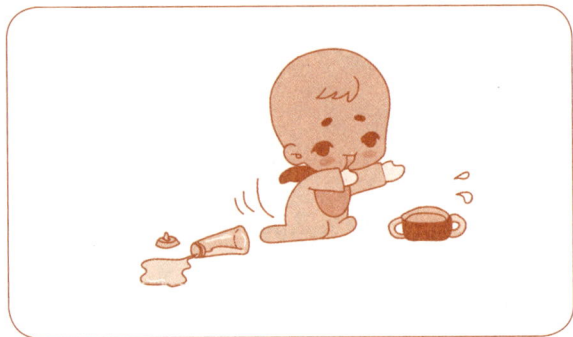

相对单调、吃起来相对困难的母乳就失去了食欲。

② 有的家长在添加辅食时，为了增加宝宝对辅食的兴趣，采用鲜汤煮粥或蒸蛋，使辅食的口味过重，远远胜过奶类，宝宝在尝过了味道更重、更加鲜浓的辅食后，就觉得母乳寡淡无味，失去了兴趣。

③ 小宝宝看着大人吃饭的样子，会有"垂涎欲滴"的感觉，特别是当宝宝成长到6—7个月的时候，有些大人看宝宝羡慕的表情非常可爱，或者是很不"忍心"，就满足了他们的小愿望，让他们上餐桌了，宝宝们嗜食成人菜肴，会使婴儿味觉产生改变，不愿再吃奶，造成罢奶。

（2）对策

对由于辅食添加不当而造成的罢奶，如果婴

儿身体发育尚在正常范围内，吃辅食的胃口也不错，就应积极调整食物结构，适当减少辅食，增加奶量。如可在早上睡醒或午睡后，趁婴儿尚未完全清醒，情绪较好又有饥饿感的时候，妈妈们赶紧"乘虚而入"，就容易使哺乳获得成功。如果宝宝已经出现因罢奶而导致体格发育不正常的情况，应及时到儿童专科医院诊治。

2. 宝宝自身存在问题

（1）原因

不仅仅大人喂养不当会造成罢奶，如果宝宝自身存在问题同样会引起罢奶。比较常见的原因是宝宝可能患有乳糖不耐症或者对牛奶过敏。宝宝在断母乳后，如果不能及时供给配方奶，仅以谷物、蔬菜代替的话也是不科学的，因为此时婴儿体内的乳糖酶会逐渐减少，几个月后再让婴儿吃配方奶或鲜牛奶会因乳醣酶不足引起腹胀不适，因肠道发酵造成腹痛、腹泻。10个月以后的婴儿如有过一次严重腹泻，使小肠黏膜绒毛受损以至萎缩，也会由于乳醣酶分泌不足，在食用奶类后出现类似情况。

（2）对策

对症状较轻的乳糖不耐症婴儿，可食用一段时间的酸牛奶来校正。因为酸牛奶中的一部分乳糖经乳酸菌发酵含量降低，婴儿饮用后不适的情况可以减轻。为避免经冷藏保存的酸牛奶在食用时因过冷刺激肠道，引起腹泻，可在食用前在室温下放置半小时或用温水温热。症状严重的可食用特制含乳醣酶的奶粉。

罢奶了怎么办

喂养不当造成的罢奶			宝宝自身存在问题
1 家长为宝宝添加的辅食不合理	**2** 辅食的口味过重，远远胜过奶类	**3** 小宝宝看着大人吃饭的样子，会有"垂涎欲滴"的感觉	**1** 宝宝可能患有乳糖不耐症或者对牛奶过敏
	对策 →		对策 →
	适当减少辅食，增加奶量		可食用一段时间的酸牛奶来校正

第四章

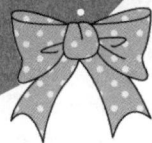

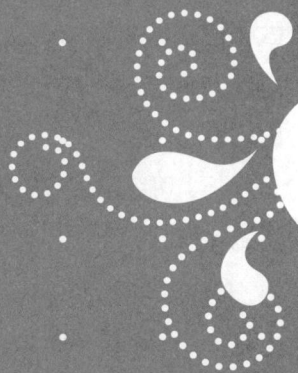

母乳喂养过程中的疑难问题

用吸奶器如何帮助产奶

1. 电动和手动吸奶器哪个更好

目前，市场上吸奶器多种多样，主要分为电动吸奶器和手动吸奶器，两者各有千秋。

吸奶器种类	优缺点
电动型吸奶器	单手操作，方便、省力，可快速吸取多余的乳汁进行储存，但价格较高，妈妈可视实际的使用需求选购
手动型吸奶器	价格较为实惠，操作与安装方式较为简便，使用材质安全、卫生，利于母乳储存，减少过多的零件，更便于清洗与消毒，但手动操作较费力

2. 吸奶器，你真的会用吗

（1）选择一个您不会被打扰的悠闲时间，在吸奶之前，用熏蒸过的毛巾温暖乳房，并进行刺激乳晕的按摩，使乳腺充分扩张；然后让自己维持在一个温和放松的状态，这样更有利于乳汁的流出。

（2）按照符合自身情况的吸力进行吸奶。妈妈可以选择宝宝吃奶的时候，对另一侧乳房使用吸奶器，对比之后选出适合的吸力。

（3）功能好的电动吸奶器通常用8—10分钟就可以吸完两个乳房里的乳汁，而手动吸奶器，则可能需要更长的时间才能完成。

（4）练习使用吸奶器直至找到最适合的方式，但是如果调整多次，乳房和乳头仍有疼痛感或者疼痛感无减轻，请停止吸奶并立即咨询医生。

（5）可经常更换吸奶器在乳房上的位置，以刺激乳腺。

（6）注意卫生。在挤奶或者处理母乳之前都要洗手；每次使用吸奶器后，一定要认真清洗各个部件，以免细菌进入吸奶器。

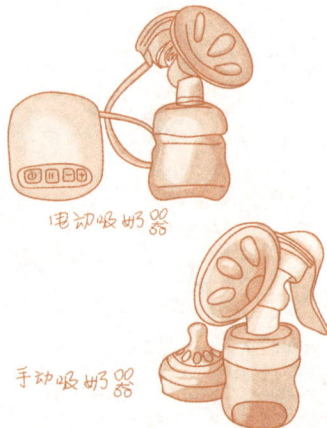

电动吸奶器

手动吸奶器

（7）不要强行吸奶，吸奶的过程中如有不适请立即停止。

（8）有些妈妈乳汁特别多，宝宝吃不完，却不懂得用吸奶器把多余的母乳挤出来。乳汁如果长时间堵塞在乳腺管内，容易滋生细菌，导致病理性乳胀，乳房摸上去感觉特别痛。建议妈妈们哺乳后应将多余的乳汁吸出，特别是多奶的妈妈，可以在哺乳前先用吸奶器把前乳挤出来一些，等乳房稍微变软一些再让宝宝吮吸。如果哺乳后觉得乳房仍胀，感觉还有奶没有吃完，可以再用吸奶器将剩余的乳汁挤出来。

3. 用吸奶器有"副作用"吗

有些妈妈即使学会了正确使用吸奶器，在使用过程中也免不了还会产生这样那样的疑问，有些顾虑是比较常见的。

使用吸奶器的顾虑？

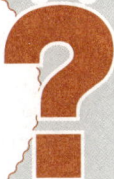

（1）用吸奶器帮助产奶，会不会导致乳汁越来越少呢？

其实是不会的，吸奶器的原理和宝宝吸吮的原理是一样的，当然感觉上有些不同，但可以自己手动调节到跟宝宝吸吮频率一样，不仅不会降低产奶量，在哺乳初期多使用吸奶器反而有利于刺激乳汁分泌，增加奶量。有些妈妈担心，吸奶器吸出的奶会不会质量不高呢？其实直到目前为止，也没有哪项研究结果或调查表明存在这样的问题，所以，我个人认为，乳汁质量跟是否用吸奶器并没有关系。

（2）用吸奶器会使奶眼变大漏奶吗？

其实不会，吸一侧乳房，使大脑接受刺激，分泌泌乳素帮助乳腺分泌乳汁，这种刺激对于两边乳房都是一样的，所以，未被吸的另一侧也会漏奶，这是正常现象，直接哺乳也会产生这种情况，使用吸奶器可以提早做准备，避免另一侧的乳汁弄湿宝宝的衣服。有时候，即便是直接哺乳也有可能使乳头受到外界刺激而泌乳，当然，这个也是因人而异的。

妈妈如何挑选哺乳文胸

有些妈妈为了方便而不穿文胸，这样做容易造成日后乳房下垂。无论是在孕期还是哺乳期，都应坚持穿戴文胸。妈妈们应该如何选择一款比较适合自己的哺乳文胸呢？不妨从以下几个方面综合考虑。

1. 罩杯

文胸的罩杯最好采用高弹性张力的材质，如棉加莱卡的面料，能有效收敛腋下的赘肉，推荐全罩杯的文胸，这样的文胸角度上扬而且罩杯有

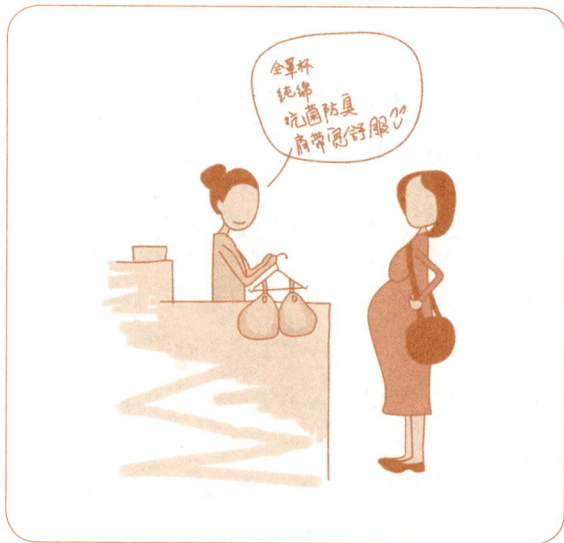

深度，可提供给乳房温柔无拘束的包覆，对特殊时期的女性来说是不错的选择。

2. 质地

孕产妇的体温较平时高，也比平时怕热，因此出汗量也会明显增加，针对这点，在选择文胸的时候，最好是选择吸汗、质轻、透气的，穿着舒适的文胸才是保持女人健康美丽的首选。其中，纯棉质地最为理想，色调应该选择明亮、轻快的，白色的最佳，粉色、淡蓝色等也是不错的选择。

3. 抗菌功能

到了孕后期，乳房就开始分泌少量乳汁；而到了哺乳期，乳汁溢出的现象会更明显，这些溢出的乳汁容易在乳房上滋生细菌，产生异味。乳头的卫生洁净非常重要，所以文胸杯的里布最好采用抗菌防臭的材质，避免乳头因为细菌感染而发炎，确保乳房的卫生。

4. 钢托文胸

特殊时期变大变重的乳房给下胸围肌肉的压

力较大，硬性钢丝的文胸容易压迫到下胸围及乳房，影响乳腺组织的发育，很有可能还会影响新手妈妈产奶；另一方面，对于胸部较大的准妈妈和新手妈妈，若选择没有钢丝的文胸，就会起不到撑托的效果。这个时候，一款带有软性钢丝的文胸就显得恰到好处了，这种文胸在钢圈的设计上会特别加大钢圈的直径，让钢圈可以完整地包覆住乳房，避免钢圈压到乳腺而影响乳汁的分泌，同时还有支撑乳房的效果，有利于准妈妈和新手妈妈的健康。

5. 非钢托文胸

大多数女性在家处于休闲放松的时候似乎不习惯佩戴文胸，但是，考虑到准妈妈和新手妈妈长时间在家，乳房日益发育变大，所以即使居家休闲，也应适当佩戴文胸。非钢托孕妇哺乳文胸就是准妈妈、新手妈妈居家休闲时适合穿着的一种文胸，这种文胸的主要特点是没有钢丝撑托，不会压迫乳房产生不适感，也能给乳房更大的空间。这种文胸比较适合胸部不是太丰满的女性。非钢托文胸的缺点是不能支撑较大的乳房，所以对于大胸妈妈来说比较容易导致乳房下垂。

6. 肩带

由于在孕期和哺乳期，准妈妈和新手妈妈们的乳房变大、变重，乳腺组织日益发达，面对这份日益增加的重量，在肩带的设计上应宽一些，以加强拉力，给乳房提供足够的支撑，能够有效避免下垂。合适的肩带应该在肩胛骨和锁骨之间，佩戴的时候不会有束缚感。妈妈们在选购的时候，最好是亲自试戴一下，可以举手、耸肩，看看是否会掉下来或感到不适。

7. 开口方式

（1）开孔式哺乳文胸。

其特点为罩杯掀开时，只露出乳头、乳晕及其周围一小部分肌肤，遮蔽性较高。

（2）全开口式哺乳文胸。

其特点为罩杯仅以钩环钩于肩带，要哺乳时罩杯可完全向下掀开，露出整个乳房。

（3）前扣式文胸或休闲文胸。

其特点为文胸的扣钩在前面，方便用一只手解开文胸。这一类文胸可在睡觉时穿着，它的支撑力通常比以上几种文胸要差一些，但比较舒适，居家穿着时，可以让乳房得到放松与休息。

8. 数量

在怀孕时期，一般是每两个月为一个阶段，建议各位妈妈每个阶段至少准备两套内衣。当然，具体还要看自身乳房的变化情况，应该以穿戴舒适为原则。不少品牌的孕妇哺乳文胸具备可调节的功能，给予乳房充足的空间。请勿穿戴过紧的文胸，否则有可能会导致细微纤维进入乳腺管造成堵塞。

9. 乳垫

不得不说，对于新手妈妈来说，这可是哺乳文胸的好搭档。怀孕后期，乳头变得敏感脆弱，并且有时候会伴有乳汁分泌，在产褥期、哺乳期更是如此，这个时候，为了避免因为溢乳给妈妈们带来的困扰，宜选用乳垫来保护乳房。如此一来，既可避免露点，又可帮助吸收分泌出的多余乳汁，保持乳房舒爽，最重要的是还能够防止在公共场合造成打湿上衣的尴尬。

如何正确区分乳腺炎和普通发烧

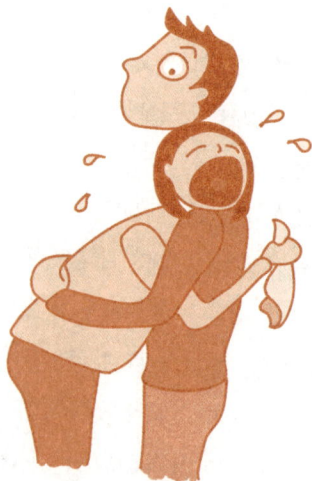

1. 乳腺炎和普通发烧有什么区别

乳腺炎发烧和普通发烧在临床上是有区别的。虽然乳腺炎发烧和普通发烧一样，都会出现流鼻涕、肌肉酸痛等症状，但是普通感冒发烧不会出现有规律的乳房疼痛，而乳腺炎发烧则会在普通发烧的症状基础上出现乳房肿块，并且在触碰乳房时有很强烈的疼痛感。

2. 有病早治，妥善护理

（1）情志不畅与本病有着密不可分的关系，要劝导患者解除烦恼，消除不良情绪，注意精神调理。

（2）早期按摩和吸乳是避免转成脓肿的关键。患者或家属可用手指顺乳头方向轻轻按摩，加压揉推，使乳汁流向开口，并用吸乳器吸乳，以吸通阻塞的乳腺管口。吸通后应尽量排空乳汁。

（3）哺乳期要保持乳头清洁，常用温水清洗乳头；定时哺乳，每次应尽可能将乳汁排空，如乳汁过多，婴儿不能吸尽，应借助吸乳器将乳汁排空；发热，体温达39℃时不宜吸乳。

（4）中药外敷。贴敷于患侧乳房局部，可减轻乳房疼痛，还有消炎的作用。

（5）饮食宜清淡，少吃荤食，忌辛辣。具体可以参考以下两个食疗方。

食疗方一	蒲公英粥
功效	清热解毒。适用于乳腺炎、扁桃体炎、胆囊炎、眼结膜炎等症
原料	蒲公英60克，金银花30克，粳米50—100克
做法	先煎蒲公英、金银花，去渣取汁，再入粳米煮粥食用

食疗方二	金针猪蹄汤
功效	清热消肿，通经下乳。适用于乳腺炎、乳汁不下
原料	鲜金针菜根15克，猪蹄1只
做法	将鲜金针菜根与猪蹄加水同煮，吃肉，喝汤，每日1次，连吃3—4次。秋冬季早晚空腹食用

总而言之，得了乳腺炎以后，要及时治疗，尽早控制，避免其发展为化脓，这样不但乳母少受痛苦，婴儿的喂养也能得到保证。

乳母的饮食宜忌

众所周知，母体的健康与营养状况可以决定母乳质量的优劣、成分的好坏，因此，合理安排乳母的膳食对于妈妈和宝宝来说，都是十分重要的。在为乳母安排饮食的时候，要注意合理调配膳食，尽量做到品种多样、数量充足、营养价值高，保证妈妈和宝宝都能获得足够的营养。

1. 如何合理安排乳母的饮食

（1）补充充足的优质蛋白质。妈妈宜多食用动物性食物，每天摄入的蛋白质应保证有1/3以上来自动物性食物，如鸡蛋、禽肉类、鱼类等。大豆类食品也能提供质量较好的蛋白质和钙质。

（2）尽量保证乳母摄入的食物种类齐全。作为一名合格的乳母，在饮食方面，不能偏食，数量要相应地增加，以保证能够摄入足够的营养。妈妈一日以4—5餐为宜，主食不能单一，更不能只吃精白米、白面，应该粗细粮搭配，每天食用一定量粗粮，并适当调配些杂粮、燕麦、小米、赤小豆、绿豆等，还要丰富副食的种类，这样做可保证各种营养素的供给，与蛋白质起到互补作用，提高蛋白质的营养价值。

（3）补铁。在生产过程及产后，产妇流失了大量的血液，随之流失的还有体内的铁元素，因此，为了预防贫血，应多摄入含铁量高的食物，如肉类、动物的肝脏、鱼类、某些蔬菜、大豆及其制品等。

（4）补充含钙丰富的食物。哺乳期，妈妈对钙元素的需要量加大，乳及乳制品含钙量相对较高，并且易于吸收利用，因此妈妈们每天食用一些乳类食品是非常有必要的。其次，小鱼、小虾含钙丰富，可以连骨带壳食用，还有一些深绿色蔬菜、豆类也可提供一定数量的钙。

（5）摄入足够的新鲜蔬菜、水果和海藻类。新鲜蔬菜和水果含有多种维生素、无机盐、纤维素、果胶、有机酸等成分，海藻类还可以供给适量的碘。这些食物可增加食欲，防止便秘，促进泌乳，是乳母每日膳食中不可缺少的食物，每天要保证供应500克以上。

（6）注意烹调方法。对于动物性食品，如畜、禽、鱼类的烹调方法以煮或烧为最好，少用油炸。需要特别注意经常吃一些汤汁以利泌乳，如鸡、鸭、鱼、肉汤，或以豆类及其制品和蔬菜制成的菜汤等，这样既可以增加营养，还可以补充水分，促进乳汁分泌。烹调蔬菜时，注意尽量减少维生素C等水溶性维生素的流失。

（7）民间小偏方。民间也有一些行之有效的方法可增进泌乳，也是值得借鉴的。如产后吃鸡蛋、红糖和鸡鸭汤等都是经济实惠的方法，又如花生米炖猪蹄汤可催乳。还有很多的偏方，如通草2克与猪蹄炖汤；又如炒川芎、当归、木通、王不留行各9克用猪蹄汤煎药服；再如王不留行6克与猪蹄炖汤食用。不过偏方具有不稳定性，食用之前最好先咨询医生，确定可以使用之后再尝试。

小结 如何合理安排乳母的饮食

1. 补充充足的优质蛋白质
2. 补铁
3. 尽量保证乳母摄入的食物种类齐全
4. 补充含钙丰富的食物
5. 摄入足够的新鲜蔬菜、水果和海藻类
6. 注意烹调方法
7. 民间小偏方

2. 哺乳期的饮食禁忌

在合理安排乳母饮食的同时，以下六类食物是作为饮食禁忌列出的，希望各位妈妈多加注意。

（1）腌制品。一般成人每天的食盐量为4.5—9克，根据平时的习惯，不要忌食盐也不要吃得太咸。腌制品含盐量过高，会加重肾脏的负担，使血压增加，而且这些东西也不新鲜，多吃也不利于宝宝的健康。

（2）刺激性食物。刺激性食物不仅伤津耗气损血，加重气血虚弱，而且还会导致便秘，容易通过乳汁进入宝宝体内，影响到宝宝健康，所以产妇应尽量少吃辣椒、胡椒等刺激性食物。

此外，烟、酒、咖啡都是妈妈们在哺乳期间该尽量远离的刺激物。吸烟的危害对宝宝有多大影响这个大家都知道，在此不过多赘述；虽然少量的酒可以促进乳汁分泌，但过量了就会抑制乳汁分泌；咖啡中含有咖啡因，哺乳期的妈妈也最好少喝或者不喝。

（3）巧克力。巧克力所含的可可碱会渗入到母乳中并在宝宝的体内蓄积，可可碱会伤害人体神经系统和心脏，并且使肌肉松弛、排尿量增加，导致宝宝消化不良、睡眠不稳、哭闹不停。产妇多吃巧克力会影响食欲，导致身体发胖。因此，哺乳期最好不要食用巧克力。

（4）油炸或脂肪高的食物。这类食物不易消化，哺乳期的妈妈消化力比较弱，而且油炸食物的营养也在油炸的过程中损失很多，所以，产妇在哺乳期吃油炸食物对产后恢复健康是不利的。

（5）味精。食用味精对宝宝的发育有着严重的负面影响。特别是对12周以下的宝宝，会造成宝宝的智力减退和生长发育迟缓等不良后果，因此，在哺乳期的妈妈最好忌食味精，千万不要因为贪鲜顿顿吃味精。

希望这些"哺乳期不能吃的东西"能给新妈妈们带来帮助，也希望妈妈们为了宝宝和自己的健康，一定要戒掉哺乳期不能吃的东西。

哺乳期的饮食禁忌

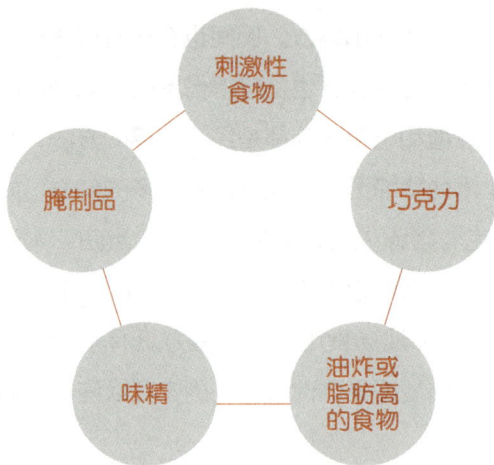

- 刺激性食物
- 巧克力
- 腌制品
- 味精
- 油炸或脂肪高的食物

乳头经常被咬破怎么办

新妈妈的乳头皮肤是比较娇嫩的，往往难以承受宝贝吸吮时产生的过大刺激，尤其是妈妈乳汁不足或乳头过小、内陷等情况下，宝宝们需要使出很大的劲儿吸咬乳头，很容易使乳头表皮受唾液的浸渍而变软、剥脱、糜烂，形成大小不等的裂口。另外，宝贝在含接乳头时姿势不正确，没有含住乳头及大部分乳晕，或乳母过度在乳头上用肥皂、酒精等刺激物清洗，造成乳头过于干燥，也很容易使乳头皮肤发生皲裂，裂伤严重时

还可使乳头溃烂并继发感染。通常，裂口处渗出的黄色液体在干燥后，往往会形成痂皮，又干又痛，尤其是在宝宝吃奶时，便会出现刀割样的疼痛，使人无法忍受。一旦细菌从裂口处进入，还会侵入乳房引起乳腺炎或乳腺脓肿，迫使妈妈不得不中断母乳喂养。

其实，妈妈可以进行如下操作来防止或缓解乳头被咬破带来的损伤。

（1）养成良好的哺乳习惯，掌握正确的哺

乳姿势，让宝宝的小嘴包住整个乳晕，每次哺乳时间不宜过长。

（2）乳头下陷或扁平会大大影响哺乳，应该积极纠正。每次擦洗乳头时，用手轻柔地将乳头向外捏出来；或用手指轻轻将乳头向外牵拉，同时捻转乳头，再用70%的酒精擦拭乳头。待乳头皮肤坚韧后，就不再容易发生内陷。

（3）时常注意用干燥柔软的小毛巾轻轻擦拭乳头，以增加乳头表皮的坚韧性，避免吸吮时发生破损。乳汁有抑菌作用，其中所含的丰富蛋白质也有益于表皮修复，因此，妈妈每次哺乳以后，可以挤出一些乳汁涂在乳头和乳晕上，等它干了，形成一个保护膜保护住乳头和乳晕，再穿戴好乳罩就可以了。

（4）每次哺乳前后都要用温开水洗净乳头、乳晕，包括乳头上的硬痂，保持干燥、清洁，防止乳头及乳晕皮肤发生裂口。但是注意不要过度清洗，更不要用一些刺激性的洗液清洗。

（5）如果裂口经久不愈或反复发作，应该及早去看医生，也可以进行一下中医治疗。轻者可涂小儿鱼肝油滴剂，但在哺乳时要先将药物洗净，严重者应请医生进行处理。

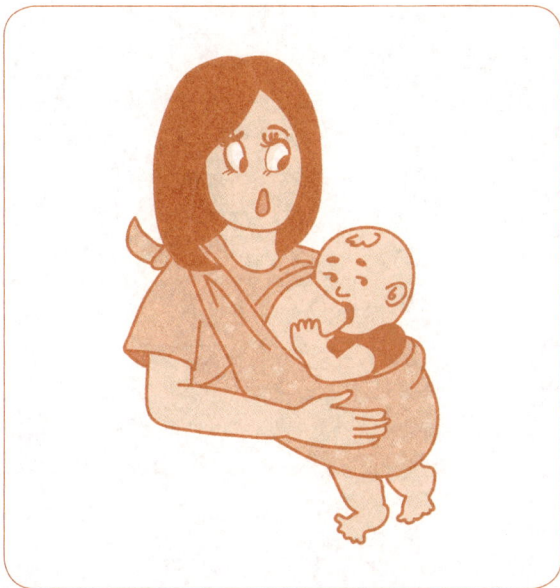

（6）假若乳头破裂较为严重，应停止哺乳24—48小时，妈妈用吸乳器及时吸出乳汁，或用手挤出乳汁喂宝宝，以减轻炎症反应，促进裂口愈合。但不可轻易放弃母乳喂养，否则容易使乳汁减少或发生奶疖、乳腺炎。

乳头破裂会给妈妈和宝宝都带来不愉快的体验，希望通过上述介绍，妈妈可以找到适合自己的不被咬破乳头的方法。

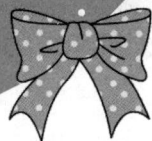

第五章

上班
妈妈的
母乳喂养

"产假后休克"如何"复苏"

对职场妈妈来说，回到工作岗位的第一周势必不是那么轻松的，一方面妈妈需要找回工作的状态，尽快适应产期所落下的"功课"，另一方面，与宝宝的暂时别离也为初为人母的妈妈带来了巨大的情感挑战。所以说，回到工作岗位的第一周对于新妈妈们来说是一个重要的转折。这时候，妈妈们在上班前的一两个星期先回到原来的办公室熟悉一下环境是十分明智的选择。找个大家工作比较轻松的时段，带上你的宝宝给同事们看一看，通过这样的方式与大家分享喜悦，说不定还能减轻因为你的产假为同事增加额外工作量所带来的不满情绪。此外，主动占据先机，最好

先与老板商谈一下回来工作的细节问题。上班的第一个星期最好不要安排过长的工作时间，一般选择两到三天的工作时间是比较合适的，有利于你适应工作环境又不至于太累，因为你要适应的东西太多了。经过第一周短暂的工作时间，利用周末的时间好好总结一下，争取在投入真正的工作之前，充分熟悉工作，做好调整。

说来简单，接下来让我们看一个案例，结合大多数职场妈妈的问题来详细谈一下回归职场的适应方法。

王女士是某电视台的编导，32岁的她于3年前迎来了自己的宝宝，为了让宝宝有个安全稳定的生长环境，王女士决定暂时停止工作，在家一心一意养育宝宝，做一个全职妈妈。等到3年后，宝宝终于可以上幼儿园了，王女士也重新开始了工作。可是重新投入到工作岗位的她发现，回到熟悉的工作岗位居然找不到以前游刃有余的感觉了，开始变得不能适应紧张的工作节奏，与同事沟通起来也有困难，同事们挂在嘴边的新名词自己一无所知，新来的同事都不认识，工作之余别人有说有笑，自己却被晾在一边，反而成了不知所措的职场新人。王女士经过与医生交谈

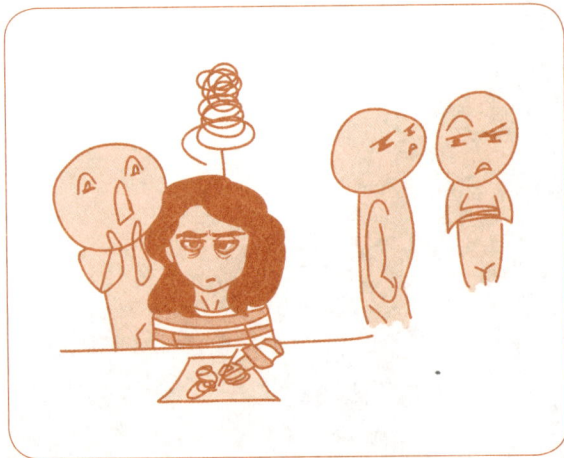

后，发现自己患了"产假后休克"。所谓"产假后休克"，通常指女性休完产假重返职场时，由于工作环境和自身因素发生变化，短时间内不能适应工作，从而丧失自我价值感的应激状态。

那么，有什么解决之道呢？最重要的一点就是与同事保持联系，一旦出现"产假后休克"，可以采取以下方法尽早"痊愈"。

1. 懂得求助

哺乳期妈妈可以请丈夫、家人或者其他一切可以利用的资源帮助自己，如果条件允许的话，可以请小时工或者保姆照料宝宝、做家务等，如此通过分担角色来减轻自己的压力是非常不错的方法。如果条件不允许，那么就看看周围是否有人可以帮助到自己，哪怕不能分担工作或者照顾宝宝，能帮忙处理其他琐事也是好的。

2. 宽容对待岗位的变化

重返工作岗位后，妈妈们虽然需要加快速度投入工作，但是真正想要回到之前的工作状态，

不仅仅是盲目追求速度，还要讲究效率和实际需求。妈妈们可以换一种角度来思考问题，比如企业是否正在进行新的任务，需要自己逐渐来熟悉？长时间不工作后，自己原有的工作方式是否需要重新调整？放下架子，把自己当作新人，态度谦虚，更有利于观察学习，尽快适应环境。

3. 多和同事沟通

职场上，良好的沟通不仅能提供情感的支持，还能帮助自己了解单位的变化并且尽快融入工作团体。所以，在家做一个好妈妈，去公司之后留一点空间给工作、同事、朋友和自己，暂时摆脱妈妈的角色，可以更快地融入新的职场环境。

因此，产后新妈妈应该做好预防措施，产假快结束时，应做好准备工作，让自己快速地投入到工作中。通常来说，高效率的一周时间已经足够和同事交流处理工作，重新找回工作状态；协调家庭分工，兼顾好宝宝，让工作、家庭两不误。

如何保存和取用母乳

随着产假结束，一些准妈妈也要回到自己的工作岗位上去了，但是又不能带上宝宝，这时候冷冻母乳就派上用场了。其实，不管是全职妈妈或是职场妈妈，常常面临保存母乳的问题。挤出的乳汁究竟可以保存多久，冷冻后的母乳该如何加热，有什么需要注意的事项呢？跟着我们一起来学习正确保存和取用母乳的知识。

根据母乳推广协会的建议，母乳在不同的环境中保存时间是不一样的。对照下表温度，可以了解不同温度下的保存时间，从而根据自己的需要选择保存方法。

温度（环境）	保存期限
温热25℃	4—6小时
室温19℃—22℃	10小时
绝缘的冰桶/冰宝15℃	24小时
0℃—4℃	5—8天
解冻过的乳汁0℃—4℃	24小时
冰箱内的冷冻柜	2周
单独的冷冻库−19℃	6—12个月

1. 如何保存母乳

（1）挤奶器消毒

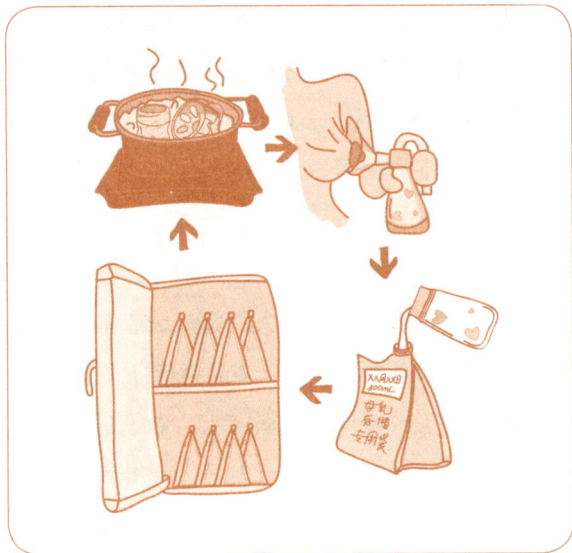

挤奶器在用完的时候要记得要洗干净，放入水中煮沸消毒，晾干后才能进行下一次的使用。妈妈们不能为了省事或者是嫌麻烦就省略了这些步骤，这些卫生工作如果做不到位，对宝宝的健康会产生很大的影响。

（2）使用专业储奶袋（瓶）

不论是冷藏的母乳还是冷冻的母乳，都会遇到存放和加热的问题，育儿专家们建议，存放母乳应该使用专用的容器，比如储奶袋或储奶瓶等。在整个过程中，双手要用洗手液洗干净，用挤奶器将挤出来的母乳注入专用储奶袋里面，然后将袋子里的空气放掉，按照说明书来密封；如果挤奶器是和容器连在一起的话，则可以直接使用，这样更方便些。建议在操作的过程中动作一定要敏捷，以防止操作时间过长带来细菌污染。

（3）填写日期、数量，放入冷柜中

不要小看这一步，事无巨细，一天两天可能不会有什么问题，但是时间长了，难免会在保存时间方面出错，为了防止这种错误，强烈建议妈妈们养成这样的良好习惯。家里的冷柜最好留出来一个专门放置母乳。为了能让母乳可以快速冷冻，应该将容器平着放进冷柜中，冷冻过后的母乳可以放在冷柜门的架子上，以方便取用，记得一定要填写好日期和数量。如果是要带出门的话，可以写上宝宝的名字以防混淆。

母乳冰冻后会出现分层现象，是因为母乳含有油脂，因此在加热后需将其轻轻摇晃，混合均匀后再喂食，但不可用力摇晃。另外，每次温奶之前最好先评估宝宝所需的量，不要取出太多，避免出现母乳浪费的情况。

2. 乳汁的颜色有异还能吃吗

有时，妈妈可能会发现乳汁的颜色和平时不太一样，这些不同颜色的乳汁一般是什么原因引起的，宝宝还能不能继续食用呢？

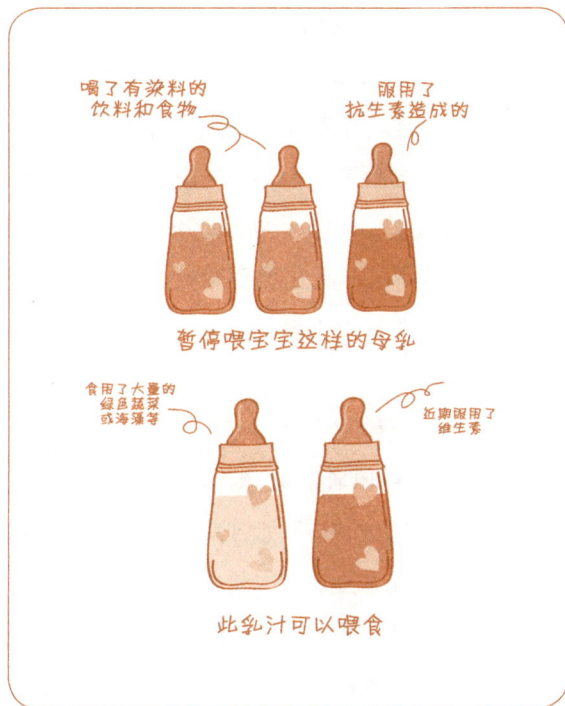

喝了有染料的饮料和食物　　服用了抗生素造成的

暂停喂宝宝这样的母乳

食用了大量的绿色蔬菜或海藻等　　近期服用了维生素

此乳汁可以喂食

（1）红色或红橙色

可能妈妈喝了有染料的饮料或食物，一些蔬菜类，如甜菜也会造成此现象。此时可暂停喂宝宝这样的母乳。

（2）黑色

可能是服用一些抗生素所造成的。此时最好暂停喂养这样的母乳。

（3）黄色

可能是近期服用了维生素，此乳汁是可以喂食的。

（4）绿色或有血色

可能是食用海草、海藻类及大量的绿色蔬菜的缘故。如果乳汁中有血，妈妈们可以回忆一下是否因为挤奶过程不当而造成出血。或者观察一下乳头是否受伤，可能因为之前经由宝宝吸吮过程中，因姿势不正确造成乳头牵扯而挤出有血的母乳，此乳汁是可以喂食的。

3. 如何正确地解冻、加热母乳

（1）把装有母乳的容器用温水或者流水解冻。用小一点的盆装点温水或凉水，将需冷冻的母乳和容器放在水里。如果是急着要用的话也可以用流水来解冻，再逐渐加热水温，然后擦干容器上的水，打开容器，将母乳倒入已经消毒过的奶瓶当中。

（2）把装有解冻后母乳的奶瓶放进热水里温热。用小盆子装40℃左右的热水，然后将装有母乳的奶瓶立在里面水浴加热，当母乳的温度到达人体的正常温度37℃左右即可。千万注意不能将冷冻的母乳放在微波炉里解冻，因为高温加热会破坏母乳中的免疫成分，这样母乳的质量会大打折扣。其次，母乳最佳的饮用时间是在解冻后的3个小时内，解冻了但是未喝完的母乳，别因为害怕浪费再重新放进冷柜里冰冻了。提醒各位妈妈，每次温奶最好先评估宝宝所需的量，不要取出太多，避免母乳浪费。随着科学技术不断发展，有条件的话，妈妈也可以合理选择温奶器加热。

以上是常规的保存和取用母乳的方法，实际情况因人而异，可稍作调整。

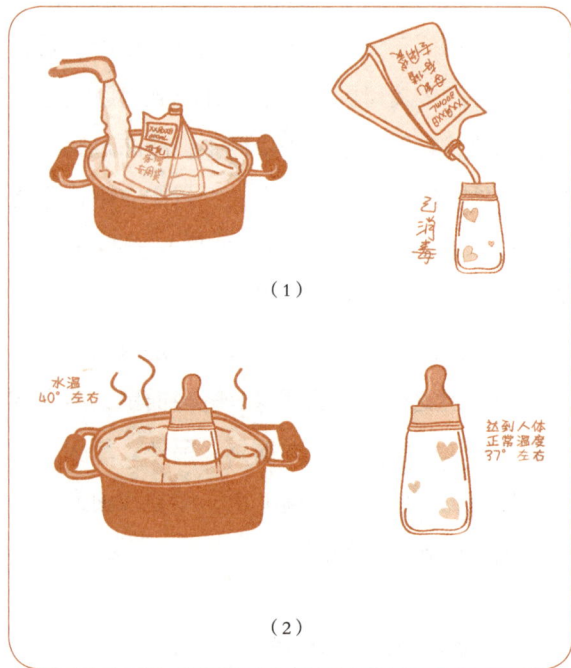

（1）

（2）

怎样调整宝宝吃夜奶的时间

对于大多数宝宝来说，夜间也有哺乳需求，这样的习惯给即将走入职场的妈妈带来了诸多不便。那么，是不是可以合理调整宝宝的吃奶时间，在不耽误宝宝健康成长的前提下，为爸爸妈妈们提供更多的休息时间呢？答案是肯定的，针对宝宝夜间吃奶的习惯，其实也不用家长们想方设法帮宝宝断夜奶那么麻烦，为宝宝调整一下夜间哺乳的时间就行。

如果爸爸妈妈发现宝宝的体质很好，可以设法引导宝宝断掉凌晨2点左右的那顿奶，同时将哺乳时间做一下调整，把晚上临睡前9~10点钟这顿奶，顺延至晚上11~12点。调整的原则是循序渐进，切忌强硬地一次性调整。举例说，这次哺乳的时候有意适量喂多点，那么下次哺乳的间隔时间就可以相应长点，再喂下一顿，如此一来，慢慢靠近固定的时间，直至最后固定下来。这个过程短的话可能需要一周，长的话可能需要一个月，因此，妈妈一定要有耐心。如此一来，宝宝吃过这顿奶后，起码在4~5点以后才会有吃奶的需求。这样，爸爸妈妈基本上就可以不用担心宝宝半夜哭闹，可以安安稳稳地睡上4~5个小时了，得到充分休息的情况下也就克服了因为哺乳时间而影响第二天工作的问题了。

在这里需要提醒各位妈妈的是，最初这样做时，宝宝或许还不太习惯，到了吃奶时间还是会醒来，妈妈应改变过去一发现宝宝醒来就急忙抱起哺乳的习惯，不妨先淡定地看看宝宝的表现，等宝宝闹上一段时间，观察宝宝是否会重新入睡。如果宝宝一直哭闹不休，大有吃不到奶就不睡觉的趋势，可喂些温开水试试，说不定宝宝只是需要安慰，这样就已经能让宝宝重新睡去；如果宝宝不能接受，那就只得哺乳了，等缓过一段时间再试试。另外，妈妈们也不用担心断了夜间这顿奶会影响宝宝的发育，因为从营养角度看，白天乳汁吃得很足的宝宝，夜间吃奶的需求并不大，而且，随着宝宝一天天长大，夜间充足的睡眠对宝宝健康成长来说是有益无害的。总之，在掌握宝宝吃奶规律的基础上，应适当调整夜间吃奶的时间，不仅可以保证妈妈有足够的时间休息，而且妈妈休息好了，宝宝才会有充足的奶源。

在调整宝宝哺乳时间的过程中，妈妈们需要有意地"督促"宝宝形成新的吃奶习惯。具体做法如下：

1. 到了规划的哺乳时间，就把宝宝叫醒

妈妈们应该让宝宝晚上能够一觉到天亮，而不是白天睡觉、晚上哭闹。因此哺乳时间快到时，妈妈就把宝宝的房门打开，把窗帘拉开，尽量让宝宝自己慢慢醒过来，减少宝宝大哭大闹的可能性，如果宝宝睡得比较香，可以把宝宝抱起来，交给喜欢宝宝的人抱一抱，比如宝宝的爸爸、爷爷、奶奶或其他亲友，请他们轻轻地叫醒宝宝。可以轻声跟宝宝说话，亲亲他，或者帮他脱掉几件衣服、换个尿片等，让宝宝慢慢地醒过来。

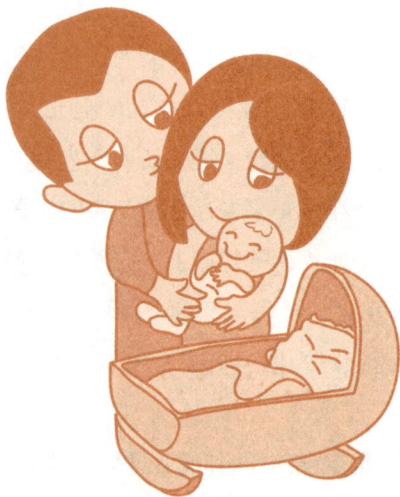

2. 一次哺乳就一定要喂饱

喂母乳时，每边各喂10—15分钟，而且尽量让宝宝在吃奶时保持清醒。宝宝刚开始吃的时候比较饥饿，吃奶比较认真，这个时候哺乳的难度不会很大。随着宝宝渐渐填饱肚子，会慢慢失去耐心，东张西望，或者宝宝还没吃饱就开始打瞌睡，这时可以搔搔他的脚底，蹭蹭他的脸颊，或把奶头拔开一段距离。尽量让宝宝吃饱，喂养足够的奶量，让他可以撑到下次哺乳的时间。

3. 努力遵循"哺乳—玩耍—睡觉"的循环模式

白天的时候，不要让宝宝一吃完奶就睡觉，在喂完奶后跟宝宝玩一玩，他会很开心的。因为宝宝刚刚吃饱时有来自亲人的陪伴与玩耍，会令他觉得很满足。等宝宝玩累了再上床，不仅睡眠质量会得到很大的提高，睡觉时间也会得到有效的延长。下次哺乳时间一到，宝宝醒来时，刚好空腹准备吃奶。

4. 采取拖延战术

如果因为宝宝睡觉惊醒或者其他原因导致宝宝提早醒来，但是还没有到预定的哺乳时间怎么办？这时妈妈可以采取拖延战术，尽量转移宝宝的注意力，拖到哺乳时间。比如说，如果他比

预定的哺乳时间提早1个小时醒来，妈妈们可以帮宝宝拍背打嗝，看他是不是不舒服，或者帮他换块干净的尿布，给他洗个澡，拿玩具陪他玩一下，都是非常有效的方法。但是各位爸爸妈妈也要适可而止，不要死守作息时间表。因为作息时间表不是一成不变的，宝宝的合理需求才是关键。

5. 家长们要有耐心，做法要一致

家长们要做好心理准备，提前做好规划，通常要花两三周的时间才能让宝宝习惯于遵守一套作息时间表，这个过程不光是宝宝作息时间的调整，也是家长们作息时间的调整，不可以自己先放松懈怠，三天打鱼两天晒网。不久，你就会惊讶地发现宝宝竟然很快就能适应这个作息时间表，准时在哺乳时间醒来。

一般来说，通过以上五点，可以有效地调整宝宝的吃奶时间，适应新的生活习惯。不过有时妈妈会遇到一个难点，即宝宝吃饱了会在妈妈的怀里睡觉，但是一有动作，放到床上就醒，再抱起来哄一哄又会入睡，一旦放到床上又醒过来，如此进入哄睡宝宝的拉锯战。此时，妈妈不妨在哺乳完宝宝后趁热打铁，立刻把宝宝放在睡觉的床上陪宝宝玩一会儿，宝宝心情好了，玩累了，就不会那么容易发脾气了。实在避免不了宝宝的小哭小闹，也要想办法帮宝宝尽快适应，不可过分骄纵，不然对于宝宝养成良好的生活习惯是不利的。

怎样调整宝宝吃夜奶的时间

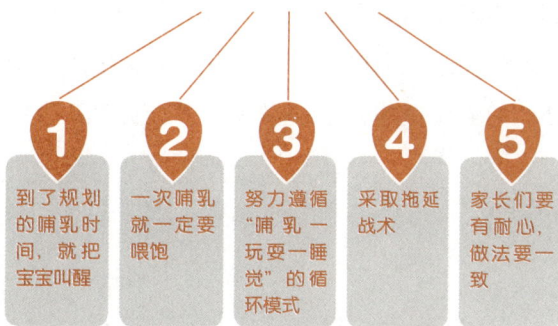

①	②	③	④	⑤
到了规划的哺乳时间，就把宝宝叫醒	一次哺乳就一定要喂饱	努力遵循"哺乳—玩耍—睡觉"的循环模式	采取拖延战术	家长们要有耐心，做法要一致

长辈带宝宝的注意事项

爸爸妈妈要上班了，宝宝又还离不开大人，需要专人护理，因此，很多时候白天照看宝宝的责任就落到了爷爷奶奶或者是姥姥姥爷的身上。

有亲人能帮忙照看宝宝固然好，但是因为育婴理念的差异，妈妈们也有诸多的顾虑。其实，让长辈照顾小宝宝，只要共同建立起科学的育婴理

念，妈妈们也是能无后顾之忧地投入到工作之中，不用过多地担心宝宝的。

1. 不要久抱或强行要求宝宝站立，建议让宝宝尽情爬行

现在多数的爸爸妈妈都是独生子女，小家伙诞生了，爷爷奶奶姥姥姥爷自然无比疼爱，老人们看到小孩有什么动静，很容易就绷紧了神经，十分紧张，在他们的习惯思维里，看到小不点儿在地上爬，会觉得地上脏或担心磕磕碰碰，喜欢把宝宝抱到床上还有小车里，不让小宝宝到处乱爬。要知道，爬行对宝宝来说不仅是一种乐趣，更是宝宝直立行走前必不可少的锻炼。因此，长辈们把宝宝放到床上或者车里，宝宝固然不容易

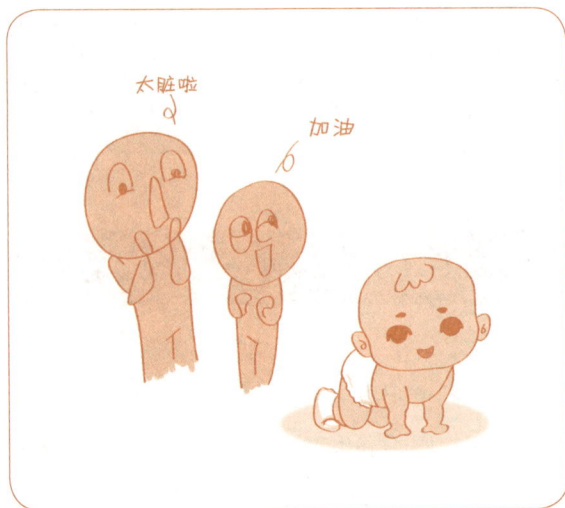

磕磕碰碰，却也限制了他们的锻炼机会，降低了他们的开心程度。妈妈们不妨耐心地提醒长辈，可以跟老人们解释宝宝爬行的好处，注意和长辈交谈的语气，因为改变观念也不是一朝一夕的事情，"晓以大义"才是正确的解决之道。我们可以这样和长辈们解释：当宝宝在爬行的过程中，头颈抬起，胸腹离地，用肢体支撑身体的重量，这样就可以锻炼四肢与胸腹腰背的肌肉，同时还可以促进骨骼的生长，为日后的站立与行走创造了良好的基础。此外，爬行对宝宝来说是一项较剧烈的活动，消耗能量较大，据测定，爬行时要比坐着多消耗一倍能量，比躺着多消耗两倍能量，这样就有助于宝宝吃得多、睡得好，从而促进身体的生长发育，这么多好处，比刻意要求宝宝做锻炼还好，所以为什么不让宝宝享受爬行呢？只要大人在一边看护，注意防护，一般来说都是安全的。而且在宝宝爬累了之后，给他擦洗干净就解决了脏的问题了，很简单的。在解释了诸多好处之后，老人们当然愿意放手让宝宝去爬行了。

2. 如果外出要给宝宝做足防晒功夫

看着外面的小孩玩得特别开心，加上宝宝在家时间待长了也不免烦闷，于是老人们就带着宝宝出门玩耍。不过，出门归出门，老人家总是会

忽略给宝宝防晒。老人们可能自己都缺乏防晒意识，所以对于宝宝的防晒也会存疑，不是都说多晒晒太阳对宝宝好吗，怎么还要防晒呢？这时候，妈妈们需要告诉长辈们，虽然晒太阳对人体有一定的好处，但是宝宝的皮肤还很稚嫩，长时间在阳光底下晒，会影响宝宝的皮肤。所以，妈妈们可以提醒老人们给宝宝做足防晒工作。专家建议3岁以下的宝宝最好不用防晒霜，尽量选择物理防晒。例如，出门要选好时间，爸妈们可以建议老人们进行户外活动的时间根据季节的变化进行调整，夏季可在上午10点前和下午4点后；春秋两季可在上午9点后到下午3点前出门。他们玩耍的时候，可以选择待在树荫下，当然遮阳伞下或带篷的小推车也是必不可少的防晒利器。

3. 不要嚼烂食物喂宝宝

有些老人习惯在宝宝没有长牙齿之前嚼烂食物去喂宝宝，以为可以让宝宝直接吞咽，其实这样做不仅不卫生，还容易影响宝宝的咀嚼能力。需要让他们知道的是，大人口腔里有很多细菌、病毒，嚼喂的同时会把细菌直接带给宝宝，容易使小孩患病。因为成人身体的抵抗力要比婴幼儿强，有些致病细菌成人接触了可能不患病，可是宝宝接触后很可能患各种疾病。此外，由于咀嚼后的食物很细碎，宝宝不再咀嚼便可咽下，长此以往，宝宝的咀嚼能力就得不到锻炼，造成牙齿、咀嚼肌和下颌骨不能正常发育，而且嚼喂也不利于宝宝的消化和吸收。宝宝自己咀嚼食物的过程中，可以刺激唾液和胃液的分泌，以利于食物的消化。妈妈们只要将嚼喂的坏处一一解释给老人听，相信他们能够理解，并用一种卫生、合理的方式喂养宝宝。

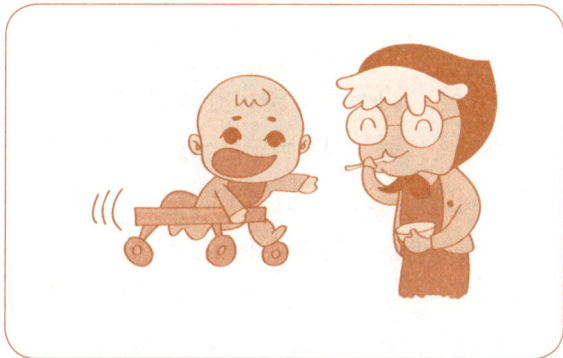

4. 育儿理念需要与时俱进

老一辈的家长在养育宝宝的过程中，处理过许多宝宝成长中的问题，亲眼看见并参与了一个或几个宝宝从呱呱坠地到长大成人的全过程，既有成功的经验又有失败的教训，积累了丰富的育儿经验。虽然有些经验已经过时，但在宝宝健康方面、做人道德方面，祖辈的经验教训仍有作用。妈妈们也不能一味地否定老一辈家长的育儿经验，觉得过时了，不适用了。相反的，将带宝宝的重任交给爷爷奶奶或者姥姥姥爷，他们可以利用传统的老经验，再学习新的育儿经，带起宝宝来会更加得心应手。其实，爸爸妈妈平时可以多和老人沟通，多给他们讲一些年轻爸妈的经验。当然，爸妈们也可以多订阅一些通俗易懂的现代育儿书刊，放在家中给爷爷奶奶翻阅，让他们多接触一些新的育儿理念与方法，提高自己科学育儿的水平，这样也能弥补"隔代教育"的不足。

5. 老人们不宜太骄纵孙子孙女

有一些长辈，因为当年生活条件所限不能给宝宝丰富的物质条件，或者不能给予宝宝充分的关爱，所以就会出现一种补偿心理，想要一下子都补偿给小孙子小孙女，还有可能由于血脉得到延续又是"独苗"，于是很容易出现溺爱宝宝的

现象。所以，老一辈的家长在带宝宝的过程中，还是要把握适度原则，该放手的就放手，该改正就得改正，要理智对待宝宝的成长需求。

6. 让宝宝在白天也能有合理的睡眠时间

相信许多妈妈都会有这样的烦恼，老人总是不让宝宝白天睡觉，怕是白天睡了，晚上睡不着就不好了。大多数妈妈看来，宝宝白天想睡觉就让他们睡，睡多了才能长身体。其实，老人和妈妈的看法都只对了一半。在白天，宝宝适当的睡眠可以作为夜晚失眠的补充，有益于他们的生长发育，午睡就是一种非常好的形式。其实长辈们无须担心宝宝白天睡过多而影响夜晚睡眠，因为他们可以帮助宝宝控制睡眠时间。宝宝一岁半以

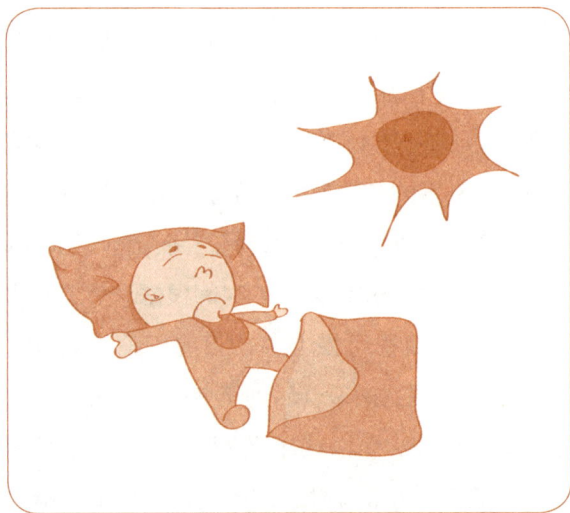

后，白天可以只睡一次午觉，时间一般安排在午后，睡2小时即可。同时，保证宝宝午睡醒来至晚上睡觉前有4小时以上的清醒时间，这样才不会影响宝宝夜间入睡。不过要注意，午饭后30分钟内不宜立刻午睡。

7. 为了健康，坚决抵制重口味

宝宝喝奶期间还比较好控制，控制好乳汁的温度和奶量不是很难的事情，随着宝宝慢慢长大，添加的辅食种类越来越多，需要注意的地方也就越来越多。有些长辈们吃饭喜好重口味，所以也从饮食方面影响了宝宝。其实，无论是小孩还是老人，饮食都应该以清淡为主，这样才比较健康。需要提醒爸爸妈妈和长辈的是，宝宝在新生儿期应养成喂白开水的习惯，不能给糖水。6个月后尽量不喝果汁，改为小块水果。宝宝出生6个月内，食物中应该不加盐，以后逐渐增加，到3岁后才能接近成人口味。对已经有口味偏好的宝宝，要耐心地慢慢纠正，如慢慢减淡食物口味，把清淡的食物做得更有趣，和其他宝宝一起吃，创造良好的进食环境等。

8. 别给宝宝穿过多的衣服

正常的婴幼儿比成人的体温会更高一点，婴儿体温调节中枢功能尚不完善，对过热、过冷的调节能力还不如大人完善。因此，一般给婴儿的穿着，和大人相差不需要太多，比大人稍微增加一点就可以了，体质差的比成人多穿1—2件衣服也足够了，不必穿得过多。

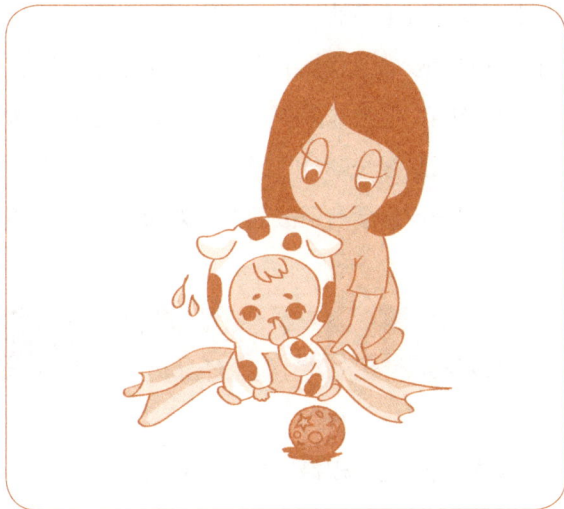

9. 爸爸妈妈和老人步调要一致

经常会遇到这样的情况：妈妈千叮咛万嘱咐让姥姥不要给宝宝吃甜的东西，可是妈妈上班后，姥姥经不住宝宝的哭闹以及吃点甜食就乐滋滋的小眼神，终于"投降"了，时不时就用甜食安慰或者逗弄宝宝。这让不少爸爸妈妈头疼不已。其实，如果爸爸妈妈能多花时间与长辈沟通，让他们了解一些最新的教育理念，分享一下教育故事与案例，慢慢地影响他们，这样他们的头脑中会装进更多的适合现代宝宝的教育策略，同时也要用故事或案例的方式讲一讲溺爱对宝宝一生的影响。但是，前提是爸爸妈妈不是想去改变他们，而是跟长辈分享经验，逐渐影响他们，相信他们一定也会有所改观的。对宝宝来说，不仅仅是甜食，还有很多垃圾食品，如油炸食品、罐头类食品、腌制食品、加工的肉类食品、肥肉和动物内脏类食物、奶油制品、方便面、烧烤类食品、冷冻甜点、果脯等蜜饯类食品，这些都是不适合婴幼儿食用的。

国家有关哺乳期的法律规定

妈妈们的正当权益应受到法律的保护，以下为妈妈们罗列了一些相关法律法规条文，希望妈妈们能够有所了解，关键的时候维护自身的正当权益不受侵犯。

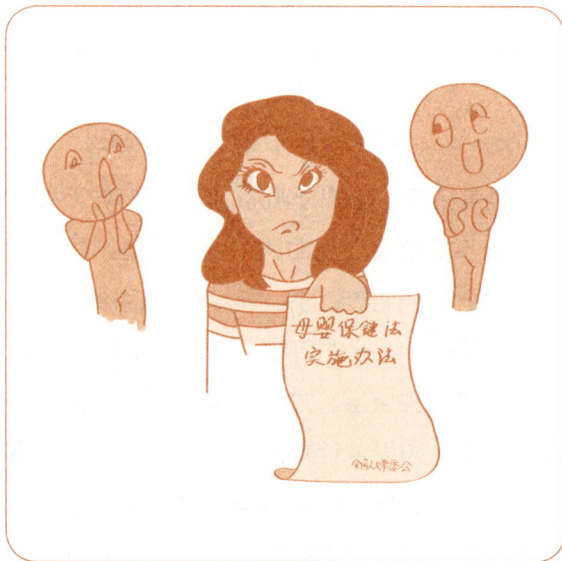

1.《中华人民共和国母婴保健法实施办法》
发布单位：国务院；施行时间：2001-06-20

第26条　女性在经期、孕期、产期、哺乳期受特殊保护。

2.《中华人民共和国劳动法》

发布单位：全国人大常委会；施行时间：1995-01-01

第29条　劳动者有下列情形之一的，用人单位不得依据本法第二十六条、第二十七条的规定解除劳动合同：

女职工在孕期、产假、哺乳期内的。

第63条　不得安排女职工在哺乳未满一周岁的婴儿期间从事国家规定的第三级体力劳动强度的劳动和哺乳期禁忌从事的其他劳动，不得安排其延长工作时间和夜班劳动。

3.《女职工劳动保护特别规定》

发布单位：国务院；施行时间：2012-04-28

第5条　用人单位不得因女职工怀孕、生育、哺乳而降低其工资、予以辞退、与其解除劳动或者聘用合同。

第9条　对哺乳未满1周岁婴儿的女职工，用人单位不得延长劳动时间或者安排夜班劳动。

用人单位应当在每天的劳动时间内为哺乳期女职工安排1小时哺乳时间；女职工生育多胞胎的，每多哺乳1个婴儿每天增加1小时哺乳时间。

第10条　女职工比较多的用人单位应当根据女职工的需要，建立女职工卫生室、孕妇休息室、哺乳室等设施，妥善解决女职工在生理卫生、哺乳方面的困难。

4.《中华人民共和国人口与计划生育法》

发布单位：全国人大常委会；施行时间：2002-09-01

第26条　女性怀孕、生育和哺乳期间，按照国家有关规定享受特殊劳动保护并可以获得帮助和补偿。

5. 劳动部关于印发关于贯彻执行《中华人民共和国劳动法》若干问题的意见的通知

发布单位：最高人民法院；施行时间：2001-04-16

第34条　除劳动法第25条规定的情形外，劳动者在医疗期、孕期、产期和哺乳期内，劳动合同期限届满时，用人单位不得终止劳动合同。劳动合同的期限应自动延续至医疗期、孕期、产期和哺乳期满为止。

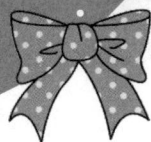

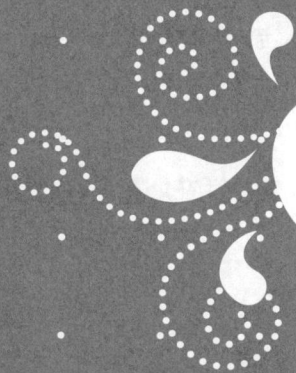

第六章

特殊
情况下
的喂养

哺乳期妈妈抽烟对宝宝有害吗

日常生活中，有些女性是喜欢抽烟的，但是一旦成为妈妈，最好就不要再吸烟了，这样可以为宝宝带来一个干净清洁的成长环境。

1. 哺乳期抽烟的危害

（1）吸烟会抑制泌乳，从而导致母乳减少。有专家对吸烟和不吸烟的妈妈及其婴儿进行了为期14天的随访，结果发现，吸烟妈妈的泌乳量比不吸烟妈妈少且营养成分相对较低，宝宝体重也相对较低一些。

（2）吸烟对宝宝的呼吸系统不好，特别是肺部病变的发病率会增高。烟中含有大量的有害物质，能通过鼻与肌肤的毛孔等吸收到达肺部，严重者会导致其心脏功能受损，易诱发耳鸣耳聋等。

（3）导致宝宝大脑受损。烟中的有害成分尼古丁可能通过乳汁分泌，再通过母乳喂养的方式被宝宝吸收，进而麻痹宝宝神经中枢，使其大脑发育受损，导致发育迟缓等问题，对其智力的发展产生很大影响，特别是阅读和计算能力可能会落后于正常同龄的宝宝。

（4）造成"三致"。"三致"即致畸、致癌、致突变。烟中含有致畸的危害物质，也含有致癌的物质，这些都可通过母乳喂养加倍地影响宝宝。而致突变主要是针对孕期的宝妈们，孕期的宝妈们抽烟易使其基因突变而对出生后的宝宝带来不可逆转的影响。

（5）导致宝宝的吸烟倾向性。如果宝宝每天都生活在烟雾中，这样的环境会大大增加宝宝染上烟瘾的可能性。

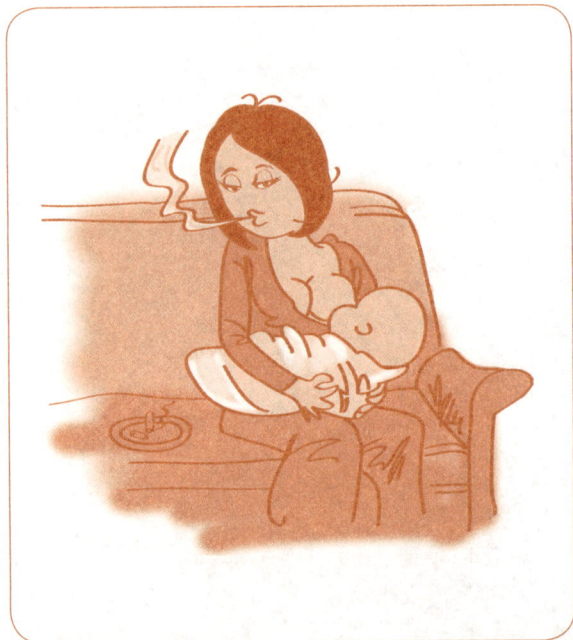

2. 有什么好的戒烟方法吗

鉴于吸烟有如此多的危害，希望吸烟的宝妈们赶快戒烟。戒烟时应遵循先减后断的原则，最后达到不吸烟。

（1）戒烟的宝妈们一定要严格早睡早起，规律饮食，这样合理的饮食起居会大大降低吸烟的欲望。

（2）宝妈们应多培养自己的兴趣爱好，如跑步、打羽毛球等，保持良好的心情。

（3）宝妈们可以多参加一些社交活动，也可陪着宝宝去做一些户外活动。如果想抽烟了也可以准备一些水果之类的食品来代替。

3. 戒不掉烟的宝妈在哺乳期应该注意的问题

（1）抽烟时尽量避免与宝宝接触，保持室内空气流通，最大程度减小对宝宝造成的危害。

（2）如果实在忍不住要抽烟，建议在每次哺乳之后，最好每天不要超过2支。

（3）给宝宝补充相应缺少的蛋白质、维生素、矿物质等营养物质，因为吸烟的宝妈们乳汁的质量相对较差，很多营养物质都受到一定的影响。

（4）每次吸完烟后，一定要漱口刷牙，保持口腔清洁后再接触宝宝，避免口中残留的香烟味通过呼吸进入宝宝肺中。

（5）日常宝妈们也要多注意远离吸烟之地，尽量带着宝宝去空气清新的大自然中活动，尽量远离一些外界空气的污染和室内空气的污染。

小贴士

全家遵守"戒烟令"

还要提醒一下各位宝妈，宝宝的健康不只需要宝妈戒烟，宝爸也不能吸烟。所以，宝妈一定要在监督自己的同时，也监督宝爸，甚至是家里的老人们。总而言之，宝妈一定要发动全家一起努力，给宝宝一个温馨而干净的家园。

妈妈染发后还能母乳喂养吗

爱染发的宝妈们都有这样的疑问，染发对人体有什么危害？哺乳期能不能染发？如果染发会对宝宝产生怎样的危害？这是大多数宝妈们针对染发咨询得比较多的问题。本节将针对这几个问题，为宝妈们解答疑惑。

1. 染发剂对人体有什么危害

平均来说，各种染发剂都含有几十种化学成分，相关质检部门对百余种染发剂进行了检测，发现将近90%的染发剂含苯胺、硝基苯等有毒的

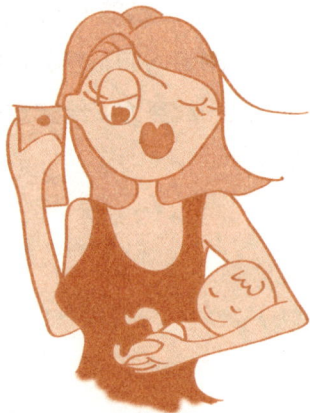

化学物质，这些化学物质很容易被皮肤吸收，从而对人体产生危害。医学专家指出，如果一个人长期使用染发剂，但凡其中1%的成分通过皮肤吸收，然后作用于人体，就会造成蓄积中毒。相关专业人士发现，有害的化学物质会与人体的某些细胞结合，细胞核内脱氧核糖核酸受损，从而引起细胞突变。相信大家对"细胞突变"这个词并不陌生，它就是诱发膀胱癌、皮肤癌、白血病等恶性疾病的重要原因之一。在这方面，我国医学期刊上不乏染发剂导致皮肤癌、白血病、膀胱癌的报道。研究发现，中老年白血病患者中许多人有染发史，曾对1.3万名染发女性进行调查，发现她们患白血病的人数是未染发女性的3.8倍。美国癌症学会关于使用染发剂的研究也表明，女性使用染发剂，患淋巴瘤的概率会增加70%。染发剂引起白血病的案例有日益增多的趋势，医学界特地取名为"染发性白血病"，以提醒人们注意。

2. 进口染发剂更安全吗

有的进口染发剂还含有醋酸铅，这种物质的含铅量是家用油漆、颜料含铅量的5—10倍。铅

进入人体后，难以排出体外，引起蓄积中毒，出现头昏、头痛、倦怠乏力、四肢麻木，腿肚痉挛性疼痛、腹痛等一系列铅中毒症状，并且进入肝肾和脑髓，破坏这些脏器的功能，严重者会丧失劳动力。所以，不仅仅是针对宝妈们，所有爱染发的朋友们都应对这个问题有足够的重视。奉劝诸位朋友们，增强自我保护意识，即使是为了追求美丽而染发，也应权衡利弊，美丽不应以牺牲健康为代价。

3. 哺乳期禁止染发是危言耸听吗

宝妈们看完以上叙述，在了解了染发对人体的危害后，是否对接下来的问题有一个更清晰的认识呢？有些妈妈们可能想说，我经常染发，也没有发生过以上说的什么头晕、恶心甚至皮肤癌、白血病等病变，那么是不是就说明，哺乳期间染发，对宝宝其实也不会有什么太大的损害

呢？可以很负责任地告诉大家，哺乳期染发，对你的宝宝是会产生危害的，危害可大可小，因人而异。因此，哺乳期禁止染发。

不管是什么颜色的染发剂，也不管是国产的还是进口的，都存在一定量的有害金属元素，只是含量多少不同而已。劣质染发剂含铅量非常高，产生的危害也更加严重。染发剂中大量的有毒物质和致癌物质会通过母乳进入婴儿的体内，被婴儿吸收，由于婴儿的肝肾解毒功能还不完善，会对宝宝造成轻则过敏、重则中毒等不良影响，甚至还可能产生一些意想不到的后遗症。

4. 已经染发了如何补救

有些宝妈在无意识的时候染了发，在知道染发对自己和宝宝的危害之后都很担心是不是对宝宝造成了很大的危害。那么，如果已经染发，可以通过以下措施补救。

已经染发了如何补救

1
不要因为染发问题一直郁郁寡欢、时时担忧。因为妈妈的心情不好，对自身的产乳量和乳汁的质量都会有影响，不仅如此，宝宝和妈妈是心有灵犀的，对宝宝来说，妈妈的心情不好，宝宝的心情也会不好的。

2
宝妈们要注意不要让宝宝的手碰到你的头发，同时自己也不要用碰过头发的手再触摸宝宝的手和脸，因为这样都有可能会让宝宝把有毒物质带入口中。在家时把头发绑上，建议多喝水稀释有毒物质。如果实在放心不下，可以到正规医院检查你和宝宝是否有无机毒或者有机毒中毒的现象。

3
多吃水果蔬菜也能加快妈妈体内有毒物质的代谢。

4
如果刚刚染发或者经常染发，那么建议咨询专业医生后再采取相应的措施，必要的时候需要暂时停止母乳喂养。

妈妈感冒期间是否停止哺乳

宝妈口述

春夏更替时节，北方的温度还没有来得及升上来，但是室内的暖气在初春时就已经停止开放了，由于时节更替，天气变化多端，加上带宝宝比较劳累，一不留神就感冒了。但是我还是坚持母乳喂养，也做了相应的防护措施，戴上了口罩，可是婆婆说："你感冒了，可别传染给我小乖孙子。你看小孩奶粉多有营养，喝奶粉！"但是我知道母乳才是宝宝最好的饮食。我试着自己哺乳，但是宝宝却真的病了，还住了10天院。我真的怀疑是我的乳汁有问题。

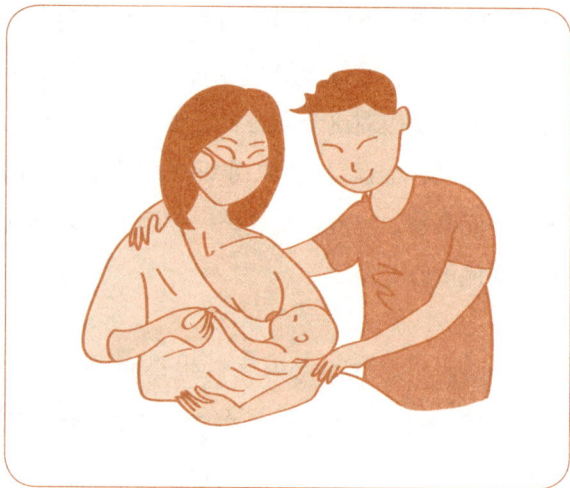

妈妈在感冒期间是否要停止哺乳？我现在就告诉各位宝妈们：一般情况下，妈妈在感冒期间是可以哺乳的。

1. 哺乳期轻度感冒

仅有轻度咳嗽及流涕、喷嚏等较轻的症状，一般来讲不需要用药。这个时候可以在戴口罩的情况下继续哺乳。宝宝一出生就自带了较强的免疫力，所以，一般是不需要过于担心宝宝会与宝妈同病的。此时尽量多喝水，补充水分即可。

2. 哺乳期风寒感冒

不仅有轻度感冒的症状而且还带有怕冷、发烧、头痛、流清鼻涕、喉痒、咳嗽、痰多清稀等症状。这样的感冒是自限性疾病，如果症状不严重那么宝妈们不用担心，可以继续哺乳，感冒几天就自愈了，要多注意保养，饮食上也要多注意一下，多喝点热汤、姜汤之类的热性食物，也可以适当吃一些维生素C片，以增加机体抵抗力。但如果宝妈感冒时持续高烧，那就得特别注意了，这个时候需要暂停哺乳。

3. 哺乳期病毒性感冒

如果宝妈有上述提到的症状还有浑身疼痛等一些病毒性感冒的症状时，西药最好是不要吃，因为大量的实验研究证明，西药对宝宝的发育有致畸、致癌、致低能的危险。因此，如果想用药物来缓解感冒，宝妈们可服用一些中成药，如双黄连口服液、穿心莲口服液、感冒清热颗粒、板蓝根冲剂、维生素C泡腾片、维C银翘片、感冒冲剂等，这些药都不会对乳汁的质量有太大的影响，但是宝妈们还是要咨询医生之后才能吃。

乙肝大三阳的妈妈可以进行母乳喂养吗

关于大三阳的宝妈们是否可以进行母乳喂养，医学界仍在争论。

反对者观点

持反对意见者认为，如果宝妈乙肝病毒中的DNA呈现阴性，或者是乙肝病毒携带者、小三阳者DNA阴性，而宝宝也注射了免疫疫苗就可以喂养。但是对于大三阳的宝妈是否能母乳喂养仍然持反对意见，大三阳宝妈体内的乙肝病毒比较活跃，传染性也很强，而且大三阳宝妈的唾液、汗液、泪液、

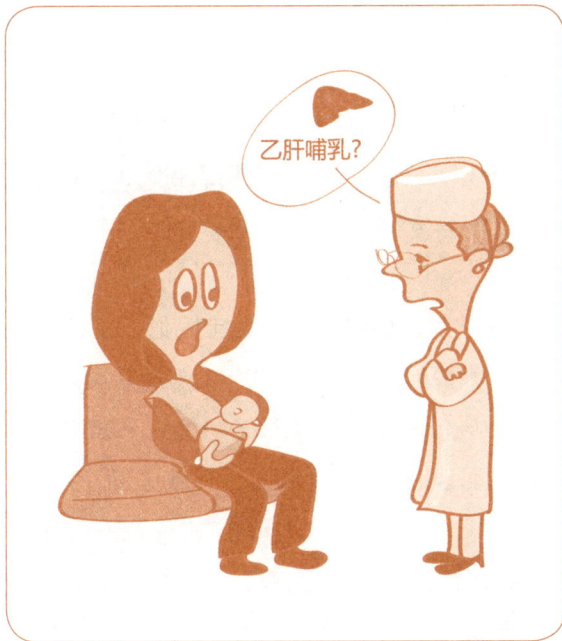

阴道分泌物及乳汁中都有乙肝病毒的存在，虽然乳汁中的乙肝病毒较少，即使经过产前及新生儿免疫，但是也不排除传染的可能性，所以此类说法是建议大三阳的宝妈最好不要母乳喂养宝宝，避免传染。

支持者观点

而持支持意见者则认为，携带大三阳乙肝的宝妈传染给宝宝主要是发生在分娩时，其主要是通过分娩时的血液、羊水、阴道分泌物感染，只要我们在这个环节保证宝宝不被感染，然后再立即注射乙肝免疫球蛋白和乙肝疫苗来及时阻止宝宝的感染，对其产生保护作用即可。所以大三阳的宝妈进行母乳喂养不会传染给宝宝。

在这里还是要提醒各位宝妈们，不管怎么样，宝妈们都要经过严格的相关检查并且经过医生先取乳汁做个乙肝病毒DNA检查，如果是阴性的就可以适当地母乳喂养，并且是在医生的监督指导下进行安全可靠的母乳喂养，最好不要产后立即对宝宝进行母乳喂养，至少要把危险因子降到最低。

1. 乙肝大三阳的宝妈母乳喂养时的注意事项

（1）母乳喂养前宝妈们一定要用洗手液或肥皂在流水下洗手2—3次，再用干净的毛巾擦干。并将干净的毛巾泡在热水中几分钟后取出，轻轻擦拭乳头及整个乳房，最后再给宝宝哺乳。

（2）哺乳之后，宝妈们首先要用准备好漱口的温水给宝宝漱口，然后擦拭干净其嘴巴和双手，最后再擦拭乳房及洗手。

（3）如果乳头有破溃出血，或者是在哺乳的过程中宝宝把乳头咬破而留有伤口时应停止哺乳，等伤口恢复了再给宝宝哺乳，以免伤口中带有乙肝病毒的血液从乳汁中进入宝宝的体内。

（4）如果宝宝的口腔、咽喉、食道、胃肠黏膜有溃疡或者破损时，母乳中的乙肝病毒也会进入宝宝的血液循环，就有极大的可能诱发宝宝感染上病毒。若出现以上症状时，均需要等到其口腔及黏膜恢复之后再进行母乳喂养。因为乳汁中也携带有少量的乙肝病毒，以防通过血液传播给宝宝。

（5）患有乙肝的宝妈们唾液、汗液、泪液等都携带有乙肝病毒，故产妇不可口对口给宝宝喂食，特别是口腔有溃破的伤口时。要注意与宝宝保持一定距离。

（6）宝宝和宝妈的日常生活用品均要隔离

开。如毛巾、脸盆、澡盆、杯子都应该独立使用，吃饭的碗筷、洗衣皂等最好都分开。

（7）宝宝在出生时注射过一次疫苗，最好是间隔半年再注射第二次疫苗，更好地预防感染的可能性。同时要随时检查宝宝是否具有表面抗体，如果其表面抗体呈阴性，则提示婴儿缺乏保护性抗体，应再次接种疫苗，待保护性抗体产生后才可母乳喂养。

（8）宝妈们也要定期做相关检查，积极配合医生治疗，并在医生的科学指导下安全哺乳。

2. 患有乙肝的宝妈是否能够与宝宝同室而睡

能否母婴同室，其关键在于宝妈是否处于乙肝病毒急性期与传染期。一般大三阳的宝妈乙肝病毒在体内是比较活跃的，最好是分隔开睡。这样既对宝宝好，也是为了宝妈好，否则不止会传染给宝宝，宝妈由于晚上照顾宝宝，出现疲劳及睡眠不佳也会影响自己的康复。宝妈要积极配合治疗直到一切指标转为阴性。恢复期或肝炎病毒携带期的宝妈一般是可以与宝宝同室的，但是还是建议妈妈与新生儿要分床睡。

小贴士
乙肝患者日常如何调养

从中医的角度来看，患有乙肝的宝妈一定要注意心理上的调节，中医认为七情直接伤及内脏，情志波动较大，易影响病情。七情中的怒气伤肝，所以宝妈一定要注意自身的心情调节，保持心情愉快。注意饮食习惯，保持清淡营养，多吃一些护肝的食物，如海带、香蕉、蜂蜜、红枣、鸡蛋、菠菜、豆制品等，不宜吃辛辣、油炸、动物内脏等不易消化的食品。适度运动以增强体质，保证充足的睡眠等。希望各位患有大三阳乙肝的宝妈能够早日与自己的宝宝亲密接触，不要错过与宝宝一起成长的最好时光。

妈妈患上乳腺炎后怎么办

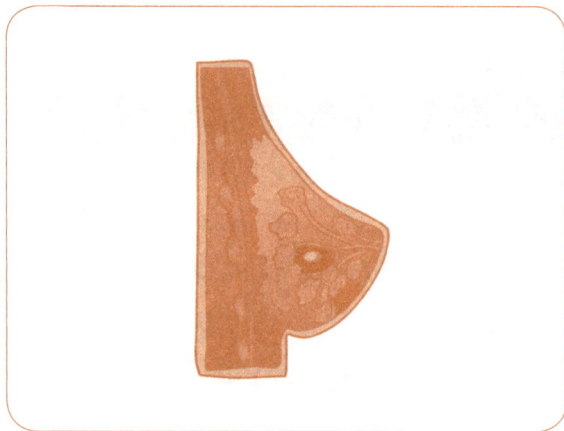

着想，否则不只是加重感染，而且有可能乳头上的细菌、病毒也会被吸进宝宝的嘴里，所以还是等宝妈们健康痊愈后再继续哺乳。

如果宝妈们已经痊愈了，那也一定不要以为就万事大吉了，还是要注意预防，而且也要注意给宝宝喂养时尽量排空乳汁，保持心情舒畅，这样才不会有后顾之忧，也不用担心乳腺炎会再次光临。

1. 得了乳腺炎还能给宝宝哺乳吗

（1）乳汁淤积或气郁滞结

一般情况，如果乳腺炎是由于乳汁的淤积或是中医所讲的气郁滞结而造成的，那么宝妈是可以继续哺乳的，而且还可以尽量多次喂给宝宝，有助于减少淤积，这样不但宝宝能够得到满足，也可以促进宝妈乳腺的通畅。

（2）乳头破损或皲裂

如果是由于乳头破损或皲裂而引起的发热疼痛，那么建议还是暂时停止对宝宝的母乳喂养。如果另一侧乳房是健康的，可以用另一侧来进行哺乳，这样既是为了宝妈们着想，也是为了宝宝

2. 得了乳腺炎却坚持哺乳，要注意什么

如果宝妈们坚持要母乳喂养宝宝的话，在这里也给出一些应该注意的事项。

（1）如果乳房红肿热痛

可以先进行按摩，然后在哺乳前用酒精消毒，自行用毛巾热敷几分钟使肿块软化后再进行哺乳。哺乳后要再次清洗干净，如果热痛严重者，可冷敷以降低其热度及减轻疼痛症状，这样也有利于防止病情继续发展。

（2）如果乳头破损、皲裂而感染

一般这样的情况，医生会开一些擦拭的药膏，因此最好在哺乳前将乳头彻底清洗干净，或者是在上药之前先进行哺乳，清洗干净后可

涂一些实用、无副作用的润滑剂（如鱼肝油之类）滋润一下龟裂的乳头。或者是宝妈们先自行挤出一些乳汁，防止宝宝直接吸吮给宝妈们带来疼痛，也能缓解其破损和皲裂的程度。

（3）如果已经服药

最好是在服药前哺乳，或者是在服药后大约4~5小时后再进行哺乳，防止药物残留在乳房而被宝宝吸吮走，特别是抗生素类的药物。宝妈除了要注意时间以外，还要观察宝宝是否会出现因宝妈服药而造成的一系列症状，最好是观察其是否出现腹泻等。在正常情况下是不会有什么影响的，所以宝妈们也不用太担心。

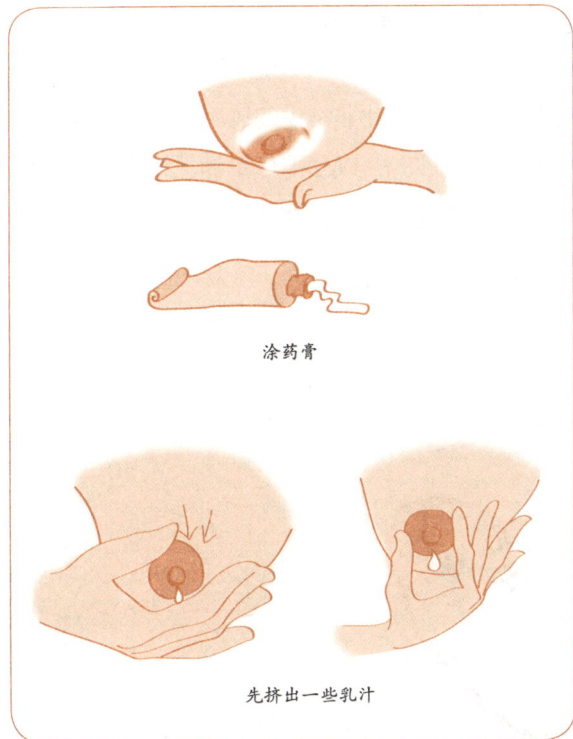

涂药膏

先挤出一些乳汁

小贴士

乳腺炎多发于哺乳期 新妈妈切莫掉以轻心

虽然乳腺炎仅仅只是炎症而已，但是宝妈们也不能疏忽大意，不管如何还是给宝妈们和宝宝的生活带来一定的影响，如果稍不注意也是会发展的，最后说不定还要动手术切开排脓的。所以，还是希望宝妈们一定要重视起来，而且是越早越好，这样才会有充足的时间来做准备和预防。而最好的预防方式便是保持良好的生活习惯，如早睡早起，保证充足且良好质量的睡眠；饮食方面清淡为宜，多吃一些营养价值高的食物，远离油炸、辛辣食物等；要保持心情愉快，其实，宝妈们拥有一个良好愉快的心情是预防各种疾病的最好方法。

双胞胎怎么样才能够同时哺乳

经过十月怀胎辛苦生产下来宝宝，相信宝妈都非常开心，特别是生双胞胎的宝妈，能够一次拥有两个宝宝，是许多想当妈妈的人梦寐以求的福气，但身为双胞胎的父母，喜悦多了一倍，辛苦自然也多了一倍。一般来讲，怀有双胞胎的宝妈在孕期会因子宫较单胞胎膨大，常常可能生产早产儿，更应特别注意喂养。到目前为止，能够解答关于双胞胎喂养问题的医生或是专家比较少。但是各种喂养问题却层出不穷，接踵而来。如"我家两个宝贝，现在两个多月了，怎么同时哺乳？有的时候两个宝贝一块醒了，都要吃奶，我只能一个一个地喂，听另一个哭，很是着急。""我的乳汁不是很多，不够两个吃，怎么办？"

1. 双胞胎宝宝奶能够吃吗

首先，给宝妈们普及一些常识。对于双胞胎来说，母乳是他们首要的营养品，因为只有母乳才能适应早产儿消化系统功能不全的状况。大量的案例证明，单胎的妈妈每天泌乳800—1500毫升，双胎儿妈妈每天能泌乳2500毫升。因此，大部分的宝妈是完全有能力同时哺喂两个宝宝的。另外一些特别瘦弱娇小的宝妈可能会遇到没有乳汁或者是乳汁非常少的情况，这时就需要特殊的护理及催乳，以便能尽早哺乳，尽量减少宝宝低血糖情况的发生，有效确保宝宝的大脑发育功能正常。

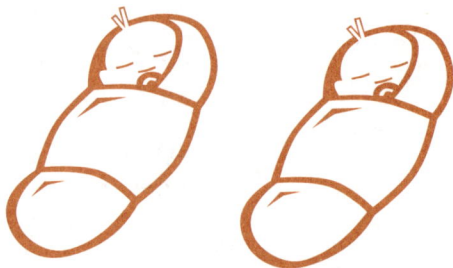

2. 双胞胎宝宝喂养要点

（1）交叉喂养

宝妈们在进行母乳喂养时，在喂养的选择上应采取一个乳房喂养一个宝宝、交叉喂养的方式。宝妈们每次喂养时，可同时进行双侧喂养，而且交换互吸，相互转换两个宝宝的位置。因为两个宝宝的吸吮能力有不同程度上的差异，如果不转换吮吸，可能会造成宝妈两侧乳房的泌乳量不同，不但造成宝妈的困扰，也会使吸吮量不好的宝宝的健康状况不如另一个宝宝。而两个宝宝交换位置不仅可以保证两侧乳房相对较为平均的泌乳量，也保证了两个宝宝的吸吮量大致相同。

（2）喂养姿势

宝妈在进行母乳喂养时，在喂养的姿势上应采取坐姿或者是斜靠着。宝爸可以为宝妈准备一张较大的双人床，多买一些抱枕、靠垫等方便宝妈哺乳时使用，也可以尽量让宝妈睡中间，两个宝宝睡两边，尽量兼顾两个宝宝，保证宝妈在舒适的环境下进行母乳喂养。

（3）少量多餐

宝妈要注意不管是双胞胎还是单胞胎都要少量多餐地进行母乳喂养，相对单胞胎来说，双胞胎宝宝由于其发育不成熟，胃容量相对较小，消化功能较差，有可能出现溢奶、吐奶的现象，因此宝妈更要注意，不要一次性喂太多的母乳。

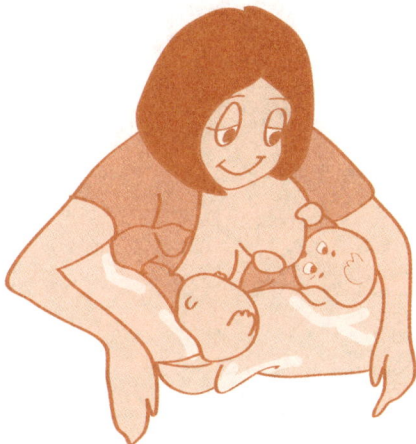

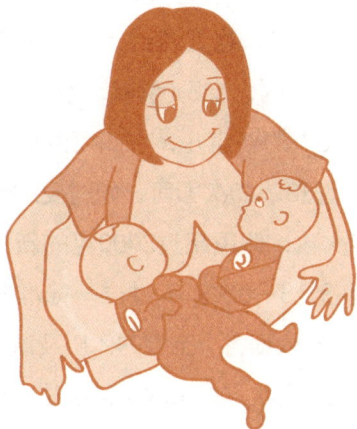

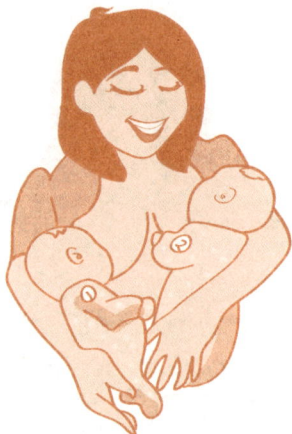

宝妈最佳的喂养次数一般是根据宝宝的体重决定的。体重在1000—1500克的新生儿，最好一天喂养10—12次，也就是说大约2—3小时，最好是不超过4小时，宝妈就应该喂养一次；体重1500—2000克的新生儿，宝妈可酌情减少喂养的次数，大概8—10次即可，同时要酌情减少夜间的喂养次数；体重超过2000克的新生儿，每24小时要哺乳5—8次。不过这一标准并不是恒定不变的，要依据各个宝宝的体质及饮食习惯和饥饿程度来综合决定。采取这种喂法是因为双胞胎儿身体瘦小，热量散失较多，热能需要比单胎足月儿多。

3. 双胞胎宝妈如何照顾好自己和宝宝

宝妈在双胞胎的母乳喂养中不仅要对宝宝们多花心思，也要对自己的日常饮食起居更加注意，因为只有宝妈的身体棒棒的，宝宝才能更加健康。

（1）宝妈最好与两个宝宝同室

特别是晚上睡觉时，这样既能让宝妈免于哺乳、换尿片时因为距离远而导致的疲惫，又能争取和宝宝们接触的机会。

（2）让宝爸参与人工喂养

随着宝宝们的成长，对母乳的需求量会逐渐增大，可能会出现母乳不足的情况，所以最好准备一些奶粉。在母乳喂一个婴儿的同时，宝爸可用奶瓶喂另一个婴儿，交替喂养双胞胎，既减轻了宝妈的负担，也提前为宝宝加入其他的营养物质。

（3）适时给宝宝增加营养素

由于宝妈生产的是双胞胎，相对的营养素摄入不如单胞胎，导致双胞胎儿体内各种营养储备较少，因此，建议尽早给双胞胎添加营养素。双胞胎儿出生第2—3周就应开始增加含维生素C丰富的鲜橘汁、菜汤。为预防双胞胎儿患佝偻病，从出生第3周起，就可以补给鱼肝油，每天1次，每次1滴，以后逐渐增加到每天3次，每次

2滴。出生一个月后，可让双胞胎适度晒太阳，以增加其自身维生素D的合成。

（4）增强营养配合按摩催乳

宝妈因要承担两个宝宝的奶量，这就需要加强营养。丰富的液体饮食，如鱼汤、蹄膀汤和鸡汤等最好每天都能适量食用，少食多餐，尽量增加泌乳量，这样才能满足婴儿的需要。如果泌乳量不足，宝妈可以每天给自己进行乳房按摩，也可通过专业的催乳师来增加泌乳量。

（5）请专家帮助科学喂养

在选择奶粉上，最好是咨询相关的营养师或者是育婴师。因为不同年龄段的新生儿，其辅食选择都是不同的。相信他们会给你更加专业的建议，其他关于添加辅食的时间与量都应咨询医生。

（6）注意奶瓶消毒

双胞胎儿抵抗力差，奶瓶、汤匙等应注意消毒，以防胃肠道疾病发生。

双胞胎宝妈如何照顾好自己和宝宝

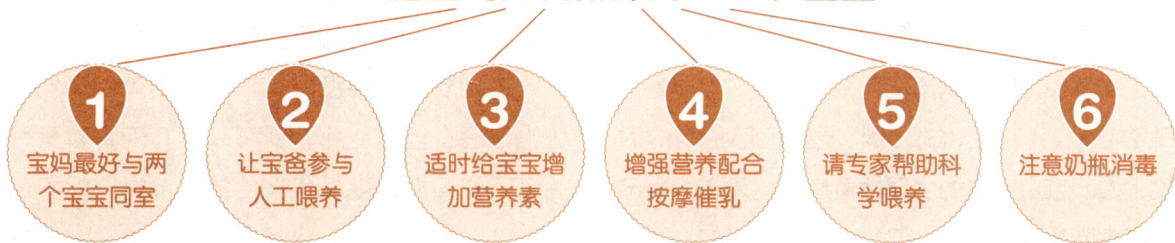

1 宝妈最好与两个宝宝同室

2 让宝爸参与人工喂养

3 适时给宝宝增加营养素

4 增强营养配合按摩催乳

5 请专家帮助科学喂养

6 注意奶瓶消毒

宝宝有黄疸，如何分情况喂养

黄疸是宝宝比较多见的一种常见疾病，也是宝妈热切关注的问题之一。在日常生活中我们常听到不少宝妈抱怨宝宝的眼睛好像有点黄黄的，担心是不是得了小儿黄疸。其实，宝宝出现眼睛黄、全身黄或者是大小便黄的原因有很多，有的是正常的生理现象，有的却可能是受疾病影响。面对如此多情况，常常让宝妈很头疼。很多宝妈在产前没有进行过相关知识的学习，所以都不知道关于宝宝黄疸这个概念，也不知道宝宝是否生病了。因此，主要针对以下几个方面来为宝妈解决一些日常中关于宝宝黄疸的问题。

1. 学会辨别生理性黄疸、病理性黄疸

（1）生理性黄疸：正常情况宝宝在出生2—3天可能会出现黄疸，其面部特别是眼睛巩膜发黄，全身皮肤、口腔黏膜轻微黄染，一般在脸部和前胸较明显，但手心和脚心不黄，大小便正常，也无其他不适表现及临床症状。不过，黄疸会随时间推移而加重，约4—5天，黄疸会达到最高点，而后慢慢消退，大约7—10天左右恢复正常的被称为生理性黄疸。对于细心的宝妈来说，当发现宝宝皮肤出现轻微的黄染，但饮食、日常活动、精神状态、大小便颜色都正常的时候，说明宝宝所患为生理性黄疸，这是宝妈自己观察判断的较佳方法。但是要提醒宝妈们一点，如果生理性黄疸恢复之后，再出现这样的黄疸就一定要立即去看医生，因为重复出现的一定是病理性黄疸。

（2）病理性黄疸：一般来说，黄疸出现和消退的时间都超过生理发育过程的时间，就称作病理性黄疸。如一个足月生产的宝宝在2天以内出现了黄疸，且7—10天后都没有恢复正常，或者是黄疸有加深的趋势；或早产的宝宝在2天以内出现黄疸，在2—3周以后仍不消退或是有加深的趋势，或血清胆红素大于12~15毫克/分升，这种情况即可判定宝宝为病理性黄疸。

2. 黄疸不可怕，但要多观察

这里要纠正宝妈们一些错误的方法，宝宝出生后一定要在光线充足的地方以便随时观察宝宝的变化，看看是否发生了小儿黄疸；可通过摇动几下使宝宝睁开眼睛，看其眼睛里白色的部分是否正常；还可以通过观察宝宝大小便是否正常，关注其精神及饮食状态来做一个大致的判断，如果没有出现大小便黄，其他症状也都没有什么变化，就可以等几天看看是否消退，如果消退就是生理性的，宝妈们就不用担心了；如果以上症状都出现了，那么宝妈就要及早带宝宝就医了。关于黄疸的治疗，往往越早越好，因为晚了就可能导致更为严重的黄疸，这种黄疸的病情发展速度非常快，除可造成神经系统损害外，甚至还可引起死亡。所以宝妈们一定要特别注意了，要多多观察宝宝，以防病情恶化。

（1）对有黄疸的宝宝来说，母乳中可能含有一种酶，这种酶会促使有些婴儿黄疸存在时间较长，甚至达到2—3个月。所以，宝妈们不要因为时间太长了而怀疑母乳喂养的正确性。只要其程度不重，宝妈们就可以坚持母乳喂养宝宝。

（2）宝妈们应尽量多次哺乳，使宝宝多排便，这样可以达到退黄的效果。很多专家都表明，增加哺乳次数可促进宝宝的肠胃蠕动，增加乳汁摄入量，有利于宝宝体内的胆红素随大便排出体外，有利于黄疸消退。

（3）如果宝宝黄疸是母乳性黄疸的情况，宝妈们仍可以进行母乳喂养，但需要注意的是，最好将母乳挤出来再放在奶瓶中，加热10—15分钟后，温度差不多达到45℃—50℃时喂给宝宝吃。母乳喂养最好是隔几天进行一次，然后又进行以上喂养的方式几天，这样间隔着喂养。虽然母乳喂养可引起小儿体内血清胆红素"反弹"，但一般不会超过原来的最高浓度、所以宝妈们无须断奶。

（4）如果黄疸的宝宝血清胆红素高达15毫克/分升以上的话，最好采用奶粉喂养的方法喂养3~7天，等其血清胆红素降下来后再继续母乳喂养。

4. 新生儿黄疸在家如何护理

（1）密切关注宝宝的病情发展。可通过皮肤颜色、排泄情况等方面进行观察。黄疸正常情况下是从头开始黄，从脚开始退，其中眼睛是最明显的，也是最晚退的，因此可以先从眼睛观察起。如果宝妈们不知道如何看，也可按压宝宝身体任何部位，按压时黄色褪去表示黄疸不严重，如果一直是黄色就要带宝宝去看医生了。

（2）尽早开始母乳喂养，促进胎粪的排出。少量多次的喂食可以保证宝宝的营养与能量摄入均衡。宝妈们不要因为宝宝吃不够或持续黄疸而采用水或糖水补充，这样是远远不够的。生病的宝宝最需要营养物质来补充身体需要，并且宝宝需要通过母乳喂养的方式来获得一定的菌群和相应的抵抗物质，所以宝妈们一定要坚持母乳喂养。这种方式既可促进宝宝肠道蠕动，还可以观

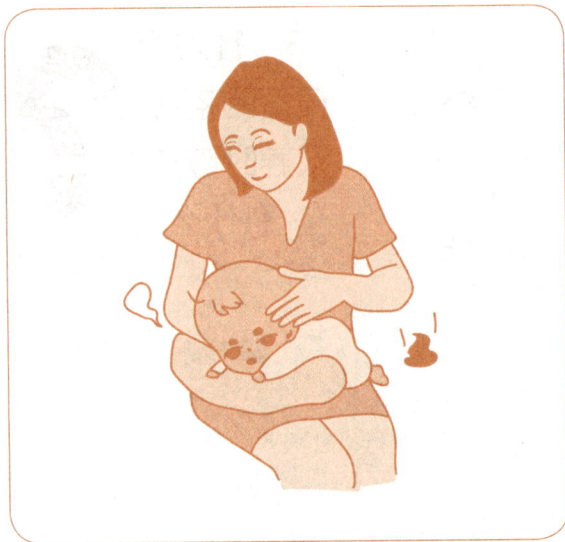

察其排出物的颜色，正常情况下，排出物的颜色会越来越淡。

（3）尽量每天都带宝宝出去晒太阳。晒太阳最好的时间是上午10点左右与下午4—5点，避免中午时分的阳光直射伤及宝宝的皮肤。或者是不要让家里太暗，窗帘要适度敞开，让充足的阳光照进房间里。白天宝宝接近窗户旁边的自然光即可获得维生素D，对预防黄疸和治疗小儿黄疸均有益。

（4）一定要根据医生的指示用药，而且还要注意保护婴儿皮肤、肚脐部及臀部的清洁，每天都要为宝宝洗澡，防止破损感染。

（5）宝妈们的饮食要以清淡营养为主，不要吃油腻、生冷的刺激性食物，以免引起宝宝腹泻或上火。

（6）黄疸后期，宝妈们可以适当选择一些中药进行治疗，对宝宝生长发育的副作用较小，但是一定要是专业医生开的处方，并严格按照医嘱来执行。随后每个星期最好都去医院复查，确保宝宝的健康。

妊娠期患有糖尿病的妈妈能哺乳吗

1. YES OR NO

首先，如果产后宝妈们的血糖在正常范围内的话，可以尽早对宝宝进行母乳喂养，这是不会有影响的。但是如果宝妈们接受口服胰岛素治疗的话，建议不要进行母乳喂养，以防宝宝吸收不必要的药物成分影响健康，因此，还是等血糖降下来再进行母乳喂养较好。

2. 管住嘴是关键

妊娠期的宝妈们在饮食方面要特别注意。在

妊娠前5个月，宝妈们可以适当多吃，因为前5个月吃的基本都是供给宝宝的营养物质，而后5个月，宝妈们最好适当控制饮食，此时吃的营养物质大部分都是供给自己的，也是为什么产后宝妈们易胖的原因。所以妊娠期宝妈们只要保持每天的最低需求量就可以，且尽量减少摄入高脂肪食物，少食多餐。饮食要定时、定量、定餐，有效避免血糖骤然升高，严格控制含糖的食物，忌食油腻食物，多吃富含纤维素、维生素及微量元素的食物，多吃水果蔬菜等含维生素较多的食物

和豆制品之类的高蛋白食物。多吃富含纤维素、维生素及微量元素的食物，使饮食多样化。密切监测血糖，使血糖得到良好控制。

小贴士

糖尿病妈妈怎么吃

从中医的角度来讲，中医药膳中有很多降糖的食谱，宝妈们可以自己在家做一些中医药膳，如黄芪山药煎、山药薏米粥、绿豆南瓜羹等来辅助自己控制血糖。

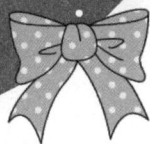

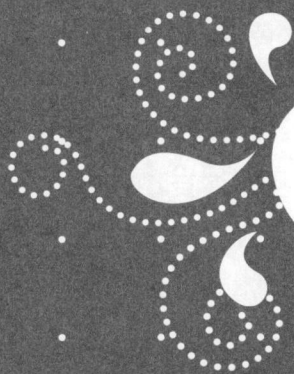

第七章

断奶的
时机和
技巧

自然断奶和主动断奶

1. 什么是自然断奶和主动断奶

有的妈妈奶量比较充足，可能会选择一直给宝宝喂母乳直到宝宝不想吃或者不再需要的那一天，我们把这种断奶方式称为"自然断奶"。当然，并不是每个妈妈的母乳喂养过程都是这么一帆风顺的，有的妈妈因为一些外在的因素，比如说妈妈在哺乳期间患有乳腺炎，而且症状相对比较严重，或者说妈妈在喂养的时候遇到其他一些难以克服的困难等，迫不得已中断了母乳喂养，这种情况称为"主动断奶"。

2. 主动断奶，你真的想清楚了吗

此时此刻，如果你是一位考虑给自己的宝宝采取主动断奶的妈妈，那么，先别着急采取行动，请妈妈再多思考一下，你是不是有万不得已的理由必须给宝宝断奶。因为根据美国儿科学会的研究，母乳喂养至少一年对宝宝会有很大的好处。所以，妈妈们如果刚刚开始喂母乳遇到问题，先不要着急做断奶决定，可以就你遇到的困难向专家寻求帮助，看是否能够解决。也有的妈妈苦于一天到晚在家带宝宝的单调生活，觉得给宝宝母乳喂养是一种负担，妈妈们会觉得只要中断母乳喂养，那么无论是自己还是宝宝，都会获得更多的自由空间。如此一来，也就能改变生活一成不变的节奏，彻底解放，消除那种被困住的苦恼。如果是这样，妈妈们不用着急，选择一款好用的婴儿背巾，尝试着带宝宝出去散个步，当你和宝宝一起漫步在小路上，呼吸着新鲜的空气，享受着明媚的阳光，自然而然会有压力得到释放的感觉，这对调整妈妈的心情是有很大帮助的。再者，别忘了还有很多和你一样的宝妈们，和她们成为朋友，每隔一段时间聚会一下，不仅能丰富自己的生活，还能和大家一起交流下育儿经验，分享一下宝宝成长的喜悦，相信各位妈妈很快就会更加疼爱自己的宝宝，找到为人母的满足感，克服心理压力，放弃过早给宝宝断奶的念头。有些妈妈迫于家庭成员的压力，他们认为给宝宝长时间的母乳喂养不利于培养宝宝的独立意识。这种想法是很不科学的，那些没有努力坚持母乳喂养的人并不能完全了解这样做能带给宝宝的巨大好处。遇到这种情况的妈妈们不要害怕压力，足够的和正确的有关母乳喂养的知识应该可以很好地帮助你对抗这些压力。妈妈们不要认为断奶了宝宝就可以自己成长，生活就会变得简单

许多。虽然断了奶，你仍然需要喂养你的宝宝，如果宝宝还不到一岁，你需要花费很多时间和精力让他适应奶瓶和配方奶。所以，即使断了奶，这些问题依然存在，因为宝宝还是和从前一样需要你，需要来自妈妈的陪伴、安慰和给他的安全感。

3. 主动断奶怎么断

有提早断奶念头的妈妈们如果已经认真阅读了上面的文字，在认真清楚地考虑之后，仍然决定要给宝宝断奶，那么，你现在需要做的是找到一个适合宝宝的循序渐进的方法，温柔地帮助宝宝完成这个"主动断奶"的过程。

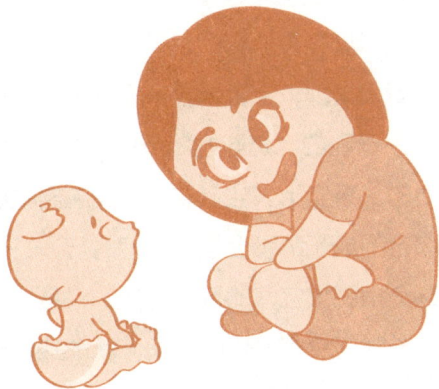

不管是"主动断奶"还是"自然断奶"，都应该是一个温柔的、循序渐进和充满爱的过程。在这里非常不提倡妈妈们采取"突然断奶"的方法，这不同于"主动断奶"，非常暴力的断奶方式不但妈妈自己会遭遇乳房胀痛的不适感，提高乳腺炎的患病概率，而且宝宝也要很痛苦地适应从你温暖柔软的乳房到冰冷的塑料瓶的转变，别看宝宝小小年纪，这会对他幼小的心灵造成很大的损伤。

如果你的宝宝还不到1岁，妈妈可以先考虑取消宝宝最不重要的那一顿母乳。刚开始使用奶瓶，如果是妈妈给宝宝哺乳，那么宝宝可能会因为感觉到妈妈的气息，直觉地寻找妈妈的怀抱而拒绝奶瓶，因此，可以尝试由爸爸或者奶奶来喂他。最好是每隔一段时间取消一顿母乳，代之以奶瓶，这"一段时间"可能是几天，也可能需要几个星期，这需要根据宝宝对奶瓶的适应情况来决定。在这个断奶的过程中，有的妈妈会觉得乳房胀得难受，可以适当挤掉一些，注意，只是挤出来一部分，而不是完全挤空，这样才能够给你的身体传递一个信号，即逐渐减少母乳的"产出"。

如果你的宝宝已经一岁或者更大了，那么断奶过程可能会相对轻松一点，大多数情况下，宝宝可能就不再需要用奶瓶来过渡了。妈妈可以直

主动断奶，你真
地想清楚了吗

2

1 自然断奶OR
主动断奶

**自然断奶和
主动断奶**

3 主动断奶怎
么断

4

断奶晚对宝宝
有害处吗

帮助。晚上的那一顿母乳通常会是妈妈们给宝宝断奶的最后一个步骤，在这之前，妈妈应该开始帮助宝宝建立一个相对固定的、与吃奶没有关系的"入睡仪式"。让宝宝逐渐远离需要哺乳才会进入睡眠的模式，慢慢地，让宝宝感觉到听着他熟悉的故事入睡也同样很舒服。

4. 断奶晚对宝宝有害处吗

相比主动断奶，自然断奶虽然会要求妈妈付出更多的陪伴时间，但是对于宝宝和妈妈自身，这一过程会轻松很多。虽然当今的社会普遍期待婴儿在满一周岁之前断奶，但是纵观人类历史，在大部分文化中，儿童的平均母乳喂养期为2—3年，其中，自然断奶也是最为常见的断奶方式。有些妈妈选择自然断奶，因为她们认为这样做正确；有些妈妈选择自然断奶，因为她们知道这样做麻烦最少。有的妈妈担心如果自己不主动采取断奶措施，宝宝就会一直吃下去，成为一个离不开母乳的"奶娃娃"，其实这样的担心是不必要的。事实上，宝宝总会自动脱离吃奶的要求，宝宝的成长阶段会指导他们的行为，就像他们会逐渐摆脱宝宝气的行为一样。只是这个阶段需要多长时间没有一定的答案，就像开始走路、长牙、控制大小便等都没有一个统一的时间表一样，毕竟宝宝个体之间的差异是很大的。自然断

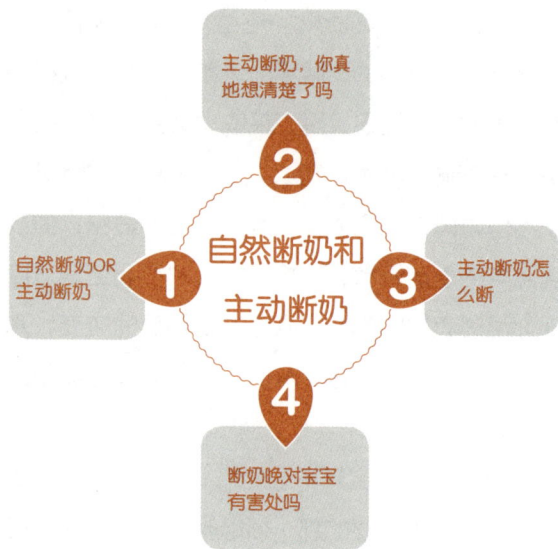

接停止母乳喂养。"不主动给，也不拒绝"应该是个比较适合的原则，在宝宝需要的时候，妈妈也可以用一杯水、果汁或者是辅食来代替宝宝最不重要的那一顿母乳，为了促进宝宝对辅食的兴趣，也许爸爸可以抱宝宝到厨房，喂他吃一顿特别的、爸爸风格的早餐，这样做不仅使爸爸和宝宝有了一段属于他们的特殊时光，而且也减轻了妈妈的负担。至于正餐，妈妈们可以试着先让他吃别的食物，最后再给他吃一小会儿母乳。这个时候，教大家一点小技巧，就是哺乳的时候，妈妈可以选择性地避免坐在你从前给他吃母乳时常坐的地方，减轻宝宝的"条件反射"，如果宝宝不吃母乳就不肯午睡，带他出去散散步可能会有

奶允许每一个宝宝按照自身独特的规律来成长，根据自己的时间表来断奶。所有的宝宝都有一个共性，就是他们最终都会停止吃母乳，至于这个阶段有多长，就要看宝宝的个性了。

秋季断奶好时机

断奶是宝宝成长中遇到的第一道坎，各位妈妈一定要提前做好准备，并使用科学的方法，帮助宝宝轻松迈过这道坎。

妈妈在规划为宝宝断奶的时候，选择合适的断奶季节至关重要。如果选择的季节不适当，不仅会造成断奶过程不顺利，还会为宝宝和妈妈带来诸多的麻烦。因此，妈妈应选择比较舒适的季节进行断奶。

1. 不建议妈妈选择在夏季断奶

夏季，特别是七八月份的时候，天气酷热，我们大人很多时候都会出现食欲降低、消化功能下降的情况，更不用说我们的小宝贝了。在这个季节，人体为了散发热量，保持体温恒定，就会多出汗，汗液中除水分外，还有相当数量的氯化钠，也就是我们通常说的盐分。由于出汗多，氯化钠的丢失也相应增加，氯化钠中的氯离子是组成胃酸必不可少的物质，大量的氯离子随汗液排出，使体内氯离子减少，胃酸的生成相对不足，

胃酸减少后，不但影响食物消化，导致婴儿食欲减退，而且会使食物中的细菌相应增多，食物容易腐败变质，宝宝食用后，很容易出现消化道感染，再者，体力消耗大，稍有不慎就会引起宝宝腹泻、消化不良，严重的甚至会造成脱水的状况。还有一个恼人的现象，夏季是蚊虫频繁出没的季节，高温有利于蚊虫、苍蝇等的繁衍，这增加了胃肠道传染病的发生概率，因而影响婴儿健康，所以夏季是个不适合断奶的季节。

2. 冬季断奶又有什么缺点呢

不难发现，一到冬天，身体出现大大小小毛病往医院跑的人越来越多了，这是因为冬季是呼吸道传染病发生和流行的时候。如果选择这个时候给宝宝断奶，宝宝除了要克服冬季给身体造成的变化之外，还要克服断奶本身给宝宝带来的巨大差异，这就自然而然会加大断奶过程的难度，稍有疏忽，宝宝还会受到呼吸道疾病的影响，得不偿失。

3. 春季断奶也有弊端

虽然说春天也是一个气候宜人的季节，而且经历了漫漫寒冬，百花盛开，鸟语花香，非常适合妈妈带着宝宝出去散步，放松心情。很多有育儿经验的妈妈也都觉得这个季节断奶是十分合适的。但我个人认为，春天固然气候好，能为宝宝和妈妈提供一个比较舒适的断奶环境，但是不要忘了，随着万物复苏，春天也是一个流行性细菌大肆横行的季节，而且柳絮随处飞舞，对宝宝的呼吸道也没有好处，如果很不巧，你的宝贝是易过敏体质，那么，在春天，妈妈就更需要费心保护自己的宝贝了。

4. 断奶的最佳时间为秋季

因为立秋后，天气渐渐转凉，秋高气爽的环境，对宝宝而言相对舒服一些，比较容易接受全辅食喂养。而且秋天是丰收的季节，水果、蔬菜也都比较新鲜，易于储存，供给宝宝的辅助食品较为丰富，有利于宝宝断奶。

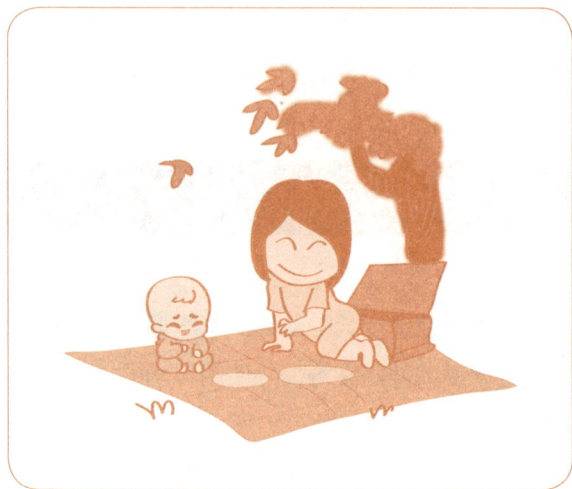

当然，如果时间很不巧，刚好宝宝的断奶时间就碰到了其他三个季节中的一个，那么只要妈妈付出更多的心力，护理得当，也是可以给宝宝断奶的，这里所说的秋季，只是最好的时机，不是唯一的时机。

如何选择适当的断奶时机

除了上文讲的秋季是断奶的好时机之外，断奶还要综合考虑宝宝的年龄、身体状况及家庭环境等。

1. 必须观察宝宝的身体状况

要在宝宝身体状况良好的时候断奶，否则容易对宝宝的健康造成不利的影响。因为断母乳意

如何选择适当断奶时机

1 必须观察宝宝的身体状况

2 尽可能温柔，不要急于求成

3 避免在家庭有重大变故时断奶

4 断奶年龄最好别超过2岁

味着宝宝要逐渐改喝牛奶改吃辅食，宝宝的消化功能需要有一个适应过程，此时宝宝的抵抗力有可能略下降，因此断奶要考虑宝宝的身体状况。

2. 尽可能温柔，不要急于求成

有些妈妈甚至用药物或辛辣品涂在乳头上，迫使宝宝放弃母乳，这种方法其实是没有必要的，而且很容易给宝宝心理上造成不良影响。其实，逐步减少喂母乳的时间和量，代之以牛奶和辅食，直到完全停止母乳喂养是比较好的方法。

3. 避免在家庭有重大变故时断奶

好比我们家长无论干什么，都希望有一个舒适的环境一样，为宝宝断奶，也需要创设适宜的断奶环境。无论何时开始给宝宝断奶，都不应该让断奶成为一件有压力的事，因此要避免在家庭有大变动时进行。如果恰逢家中有重大事情，比如搬家、换保姆、外出旅行等，就暂时不要给宝

宝断奶，否则会大大增加断奶难度。

4. 断奶年龄最好别超过2岁

在宝宝2岁以前，还比较容易接受新的改变，可一旦他进入两周岁，你就会发现，再让他改掉生活上的某种习惯已经十分困难，所以，要想为宝宝断奶，时机一定不容错过。建议的断奶年龄，有的说1岁左右合适，有的说2岁左右合适，其实这两个概念是不冲突的。一般来说，宝宝到1岁左右妈妈就可以开始给宝宝断奶了，这是断奶这个阶段的开始，也是一个循序渐进的过程，至于这个阶段得持续多长时间，应该根据宝宝对辅食的适应情况来决定。通常情况下，宝宝接近两周岁时，消化功能和咀嚼功能已有很大提高，如果此时宝宝饮食品种和数量已明显增多，并形成一定规律，营养供应充足，能满足生长发育需要，那么，妈妈们就可以放心了，因为你和你的宝宝已经成功度过了断奶阶段，宝宝可以彻底告别母乳了。

警惕断奶不当伤害宝宝

在人类长期的历史进程中，断奶一向是一个自然的过程，表明宝宝终于吃够了奶，不再需要母乳了。然而如今，由于偏见和缺乏信息，很多妈妈不再将断奶看作一个欢乐的自然过程，而是一件充满痛苦和挣扎的可怕经历。宝宝是妈妈的心头肉，即使再不舍得，但是到了宝宝成长的一定阶段，都必然会面临给宝宝断奶的选择。西尔斯医生说过："一个聪明的宝宝才不会拱手相让他十分享受的母乳，除非有与之同等引人入胜的情感养分把他吸引走。"所以说，每一位宝宝，

无论是主动断奶还是自然断奶，想要让这个过程更加顺利，都需要爸爸妈妈们付出更多的关爱。关爱不等于错爱和溺爱，在这一过程中，家长们需要时刻警惕由于断奶不当而伤害宝宝。

1. 给宝宝断奶的三大误区

有些妈妈为了让宝宝摆脱对母乳的喜爱，会想当然地采取一些具有强制性的错误方法。常见的有以下几种。

（1）乳头涂抹异物

妈妈往奶头上涂墨汁、辣椒水、万金油之类的刺激物，对宝贝而言，这简直是残忍的"酷刑"。妈妈以为吃惯了母乳的宝宝会因此对母乳产生反感而放弃母乳，效果却适得其反，突然遭遇这样的怪味袭击，宝宝们不吓坏才怪呢，甚至还会因恐惧而拒绝吃东西，从而影响宝宝的身体健康。这种做法极有可能母乳没断，倒把其他该吃的食物给断了。

（2）隔离断奶

把自己的宝宝送离妈妈身边，让宝宝找不到自己的妈妈，几天甚至好久。这样做，一方面会因为胀奶给妈妈带来极大的身体上的不适，给将

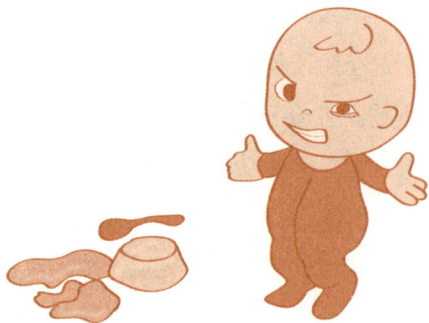

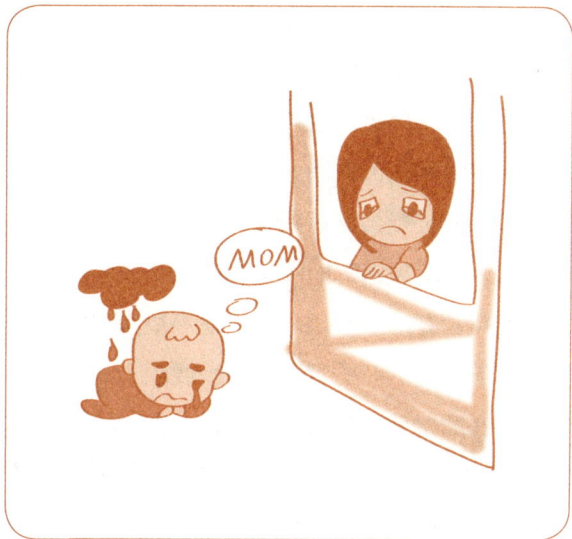

态，不但不喝汤水，还用毛巾勒住胸部，用胶布封住乳头，想将乳汁憋回去。这些所谓的"速效断奶法"，显然违背了生理规律，而且很容易引起乳房胀痛。如果妈妈的奶太多，一时退不掉，可以口服些回奶药，如乙烯雄酚每次5毫克，每日3次口服，若吃后感到恶心，可加服维生素B_6。断奶后妈妈若有不同程度的胀奶，可用吸奶器将奶吸出，同时用生麦芽60克、生山楂30克，水煎当茶饮，3—4天即可回奶，切忌热敷或按摩。

2．谨防宝宝患上"断奶综合征"

如果断奶不科学，不仅妈妈难受，宝宝还有可能患上"断奶综合征"。如果你的宝宝在断奶期有了以下的变化，那么，妈妈们就要警惕了，因为很有可能你的宝宝因为断奶不当患上"断奶综合征"了。

（1）断奶不当危害大

"断奶综合征"比较明显的改变是宝宝消瘦，体重减轻。这是因为宝宝还不适应母乳之外的食物，常常拒食，容易引起肠胃功能紊乱，以致每天摄入营养不够，导致宝宝抵抗力差，容易生病。如果妈妈在宝宝断奶前做的准备不够，使宝宝养成挑食、偏食习惯，严重的时候还会因缺钙发生佝偻病。如果宝宝以前一直都是一个乖宝

来埋下更加严重的健康隐患。另一方面会给宝宝的心灵造成创伤。妈妈有没有想过呢，在宝宝的感情世界里，妈妈的奶没有了，宝宝可以选择慢慢适应别的食物，但是妈妈是不可以替代的，宝宝怎么能离开自己的妈妈呢？如此一来，只会让宝宝缺乏安全感，特别是对母乳依赖较强的宝宝，因看不到妈妈而产生焦虑情绪，不愿吃东西，不愿与人交往，烦躁不安，哭闹剧烈，睡眠不好，甚至还会生病，消瘦。奶没断好，还影响了宝宝的身体和心理健康，实在得不偿失。

（3）违背生理规律

在哺乳期的时候，妈妈通常会有一份促进哺乳的食谱，妈妈一想到要给宝宝断奶，一反常

宝，可是一到断奶期就爱哭，没有安全感，那是因为宝宝面临突然断奶，离开了妈妈的怀抱而缺乏安全感，产生了焦虑的情绪。如果妈妈用尽各种手段引开宝宝的注意力，宝宝仍然哭闹不已、坚持吃奶，这表明断奶的进程可能太快，宝宝尚不能够接受。其他说明断奶进程过快的迹象包括宝宝某些行为的改变或者退步，比如口吃、夜里频繁醒来、过于黏人、过分焦虑、咬人甚至以前从来没有出现过的生理现象，如肠胃不适或者便秘等。

（2）如何预防断奶综合证

为了预防宝宝出现不良的表现，妈妈除妥善安排好宝宝的吃吃喝喝外，还需要做好哪些工作呢？千万不要以为宝宝年纪小就不会闹情绪，妈妈需要时刻观察宝宝有没有断奶的失落感。断奶意味着乳汁将从宝宝的主食变为辅食甚至零食，宝宝的失落感可想而知。这些从生理到心理的变化使不少宝宝患上了不同程度的断奶综合征，严重地影响了宝宝的生长发育。新手爸爸妈妈要先认真了解以上我们说的断奶综合征的症状和起因，再慎重地、认真地把握宝宝断奶的时机，在断奶前做好充分的准备工作，在断奶后进行科学的喂养。其次，爸爸妈妈是宝宝最亲近的人，需要给予宝宝情绪上的抚慰。爸爸妈妈要比平时更多地抱抱自己的宝宝，跟他说话，做游戏，尽可

能地陪在他身边，宝宝心理上有了安全感，会逐渐增加食欲，也会更有欲望探索新的食物。在断奶的时候，充分给宝宝和妈妈一个适应期，最佳方式是每隔两三天取消一顿母乳，这样，不仅妈妈的乳汁分泌量会逐渐减少，避免胀奶的不适。同时妈妈也有足够的时间来观察宝宝是否适应这样的变化，并给宝宝足够的关爱来替代哺乳时母子之间的亲密。有些宝宝的吸吮要求十分强烈，也许会在断奶期间寻找奶头的替代物，比如拇指等，这时妈妈可以选择给宝宝奶瓶或者安抚奶嘴来满足他的吸吮需求。另外，给婴儿期宝宝断奶的许多实际操作，因宝宝的月龄而异。妈妈应该咨询专家，看看用什么样的营养物来替代母乳最好。小一些的宝宝需要过渡到配方奶以及奶瓶，将近一岁的宝宝，如果已经学会用杯子喝水并正常进食辅食，则不必使用奶瓶。

断奶不仅仅是断掉宝宝吃奶的习惯、需求以及快乐，也是断掉妈妈哺乳的习惯、需求以及快乐。许多妈妈在这个时期会感到怅然、失落、内疚甚至懊悔。因为宝宝受妈妈情绪影响是非常直接的，所以这也需要妈妈关注自己的情绪，调理自己的心情，努力接受宝宝对母乳的脱离，接受宝宝"已经长大了"这一事实。在未来的日子，这样的情况还会有很多很多，断奶仅仅是第一次，所以一定要做好心理建设。

教你断奶19招

通过前面的介绍，相信各位妈妈对宝宝断奶都有一个大致的了解了，如果妈妈们对断奶还有点束手无策的话，接下来就为妈妈盘点一下那些最常见的断奶方法，妈妈们不妨试一试，说不定会有意想不到的效果。

1. 学步前宝宝断奶十招

（1）宝宝准备断奶前，依照他的吸吮需求，先以杯子或奶瓶取代直接哺乳。宝宝好奇心较重，他们的成长过程也是对新事物的探索过程，所以，妈妈们也可以借助宝宝的这种心理，用新奇的杯子或奶瓶吸引宝宝的目光，这样可能会更

有助于宝宝习惯的养成。

（2）减少吸吮次数，适当延长吸吮时间。对于月龄比较小的宝宝，断奶期最大的考虑是营养的转换，妈妈可以每隔两三天用配方奶替代一次母乳，过了大约两个星期，宝宝就逐渐过渡到每天只吃一两次母乳。如果你不着急完全断奶，可以继续这样哺喂两个星期。只要宝宝吃，你就会有足够的奶给他。通过这样的办法减少宝宝哺乳的次数，还可以增强宝宝对这一过程的适应性。妈妈的奶量会随着宝宝吸吮次数的减少而有所降低，如果妈妈想更好地控制这个过程，可以适当延长哺喂的时间，让宝宝渐渐习惯喝母乳的次数，同时还可以舒缓妈妈胀奶的不适。

（3）改变定时哺乳。在这之前，宝宝的哺乳时间可能相对比较固定，到了哺乳时间，哪怕宝宝不是很想喝奶，妈妈也会哄着宝宝喝。现在，如果宝宝不是很想喝母乳的时候，就不要主动让他吸乳，并可以依照具体情况每天或每周减少一餐的哺乳。

（4）循序渐进。如果决定断奶，妈妈可以采取逐渐减少哺乳次数的方法，开始添加辅食时，慢慢增加添加量，并且依照宝宝摄取其他食

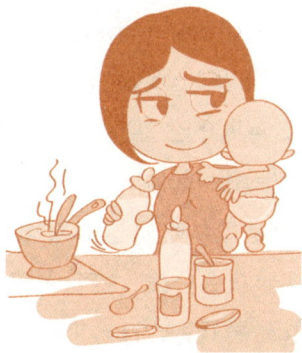

物及饮料的情况，减少母乳餐次。过一周左右，如果妈妈感到乳房不太发胀，宝贝消化和吸收的情况也很好，可再减去一顿奶，并加大离乳食品的量，逐渐断奶。在这期间每天可以增加1~2次的配方奶或者其他种类辅食来代替母乳，让宝贝逐渐适应母乳以外的其他美食的味道。

（5）增加关爱时间。不要觉得宝宝哺乳时间少了，妈妈就可以花更多的时间干其他的事情，把宝宝直接交给奶奶或者姥姥等人照顾。其实，这段时间宝宝是尤其需要妈妈的关爱的。就像我们大人有时候遇到困难或者危险的时候想要家人一起陪伴一样，断奶时的宝宝也尤其希望得到妈妈的安慰。

（6）每餐只喂宝宝一边乳房的乳汁，再给予其他补充品，以补足他的需求。

（7）遇到宝宝有额外吸吮需求时，可使用安抚奶嘴或给予更多的抚触满足他。

（8）每次哺喂母乳前，先喂辅食或者配方奶，减少宝宝对母乳的需求量。这点其实是让宝宝被动接受母乳以外食物的一个过程。"饥不择食"虽然不是一个很好的形容，但是，跟我们大人一样，宝宝饥饿的时候吃什么也都是香的。

（9）用对方法，解决胀奶。对于妈妈而言，断奶造成的胀奶会十分痛苦。当妈妈苦于胀奶困扰的时候，除了使用吸奶器将多余的奶吸出来之

外，不妨试试以下按摩方法：在母婴分离、乳腺管又通畅的状况下，使用手掌的大小鱼际部位，顺着乳腺管的方向，由外至内、由远端至近端地按摩乳房，按摩的时候要避开乳头和乳晕，有结块的地方可以重点按摩，按摩之余，还可以辅助毛巾热敷，但温度不能超过50℃。

（10）养成宝宝定时定量的饮食习惯。进餐环境保持安静、整洁，心情愉快，思想集中；不要在宝宝吃饭的时候逗他玩、嬉戏或责训，不要说与进食无关的事；安排好合理的进食时间，一般每日安排4—5餐；做好进餐前的准备工作，如饭前先洗手，带上围嘴静坐片刻，但时间不宜过长；让幼儿有自己专用的餐具，如碗、筷、匙和自己的小椅子；两餐之间尽量不给幼儿吃零食；每餐饭菜的量适中，不要时多时少。

2. 学步宝宝断奶九招

（1）妈妈在宝宝醒来前先起床并梳妆完毕，让他没有机会爬到床上找妈妈。

（2）改变平时的生活作息，探索更多的欢乐。断奶期，家里的其他成员可以尝试转移宝贝的注意力，让宝贝从吃奶这件事转移到玩耍上来，可以多带宝贝去公园，接触大自然，多和别的小朋友一起做游戏等，让宝贝在安全、快乐的氛围内逐渐把奶断掉。

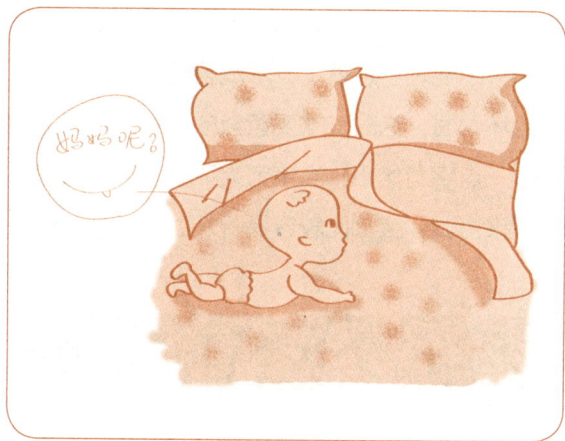

（3）逐渐减少睡前哺乳的时间，只要吃够即停止，并利用讲故事、唱歌等方式转移宝宝的注意力。

（4）到了哺乳时间，改由爸爸或其他家人喂宝宝配方奶，或是能替代母乳的辅食或饮料，这样做一方面可以转移宝宝的注意力，对宝宝适应能力的锻炼也很有好处。

（5）可以试着和宝宝沟通，并借机赞美其他已经断奶的大宝宝，告诉他"你也长大了！不用再喝妈妈的乳汁了！"如果因为生病而暂停哺乳，也可以告诉宝宝，让他知道不能继续喝母乳的真正原因，避免让他认为是妈妈不爱他才不让他吃奶的。

（6）断奶有先后，可以先断掉夜里的奶，再断临睡前的奶。大多数的宝宝都有半夜里吃奶和

晚上睡觉前吃奶的习惯，宝宝白天活动量很大，有很多事情可以分散宝宝的注意力，不哺乳还比较容易，但是一旦到了夜深人静、没有其他干扰因素的时候，临睡前和半夜里就想要开始吃奶了，这时候，需要爸爸或家人的积极配合。宝宝睡觉时，可以改由爸爸或家人哄宝宝睡觉，妈妈避开一会儿，宝宝见不到妈妈，刚开始肯定要哭闹一番，但是没有了想头，稍微哄一哄也就睡着了。断奶刚开始宝宝肯定会折腾几天，但是宝宝闹的程度一定一次比一次轻，直到有一天，宝宝睡觉前没怎么闹就乖乖躺下睡了，半夜里也不醒了，好了，恭喜你，断奶初战告捷。

（7）不要期盼在短时间内断奶成功，给宝宝一段适应的时间，让他慢慢学习接受。但不是说妈妈就该优柔寡断，相反的，在断奶的过程中，妈妈要采取果断的态度，不要因宝宝一时哭闹撒娇就下不了决心，从而拖延断奶时间。要知道，妈妈反反复复的态度，反而会接二连三地刺激宝宝的不良情绪，给宝宝带来更大的伤害，容易造成宝宝情绪不稳、夜惊、拒食等问题，所以妈妈们一旦开始，就要坚持下去。

（8）利用新奇的食物，不管是点心或饮料，分散宝宝对母乳的注意力。

（9）带宝宝外出时，不要穿着容易哺乳的衣服，也尽量避免在他面前换衣服。

断奶前后，妈妈可能会因为心理上的愧疚感，加上平时也比较疼爱宝宝，容易对宝宝纵容，要抱就抱，要啥给啥，而忽略了宝宝的要求是否合理。此时妈妈要知道，越纵容，宝宝的脾气越大。在断奶前后，妈妈适当多抱一抱宝宝，多给他一些爱抚是必要的，但是对于宝宝的无理要求就不要轻易迁就了，不能因为断奶而养成宝宝的坏习惯。这时，需要爸爸的理智对妈妈的情感起一点平衡作用，当宝宝大哭大闹时，由爸爸出面来协调，宝宝比较容易听从。

断奶期宝宝喂养新理念

当婴儿断奶后，爸爸妈妈们虽然知道该给宝宝补充固体食物了，但是因为没有喂养经验，所以不知道到底应该给宝宝吃什么，对此，美国儿科学院营养委员会会员查廷得·巴蒂亚医生说"这些差异只是源于文化传统，而非科学"。那么，怎样的喂养才是科学的呢？

妈妈们是不是觉得，宝宝的消化系统比较脆弱，给宝宝的食物应该是温和少刺激的才是最恰当的呢？宝宝喂养新概念要告诉各位爸爸妈妈，对刚接触母乳外食物的宝宝们来说，吃温和少刺激的食物更易发生过敏。几十年来，医生都告诫父母，防止宝宝过敏的最佳方法是只给婴儿吃温和、少刺激的食物，但研究发现，没有证据显示对无家族食物过敏史的宝宝也有必要这样做，更有医生怀疑，只吃无刺激食物反倒会导致宝宝更容易过敏。可能乍一听这个建议妈妈们会很难接受，举个例子，宝宝从小到大都被要求打疫苗，而且是必需的，打进去的疫苗其实也是感染原，但是最终起到的是加强宝宝免疫力的作用，这个道理很好理解。那么，以上建议就像打疫苗一样，适量刺激未尝不是好事。

根据许多妈妈的断奶经验和育儿专家给出的建议，以下几点会使断奶期宝宝的喂养过程更加顺利。

1. 改变宝宝的日程安排

断奶阶段的第一天开始，试着改变宝宝的日程安排。大多数情况下，宝宝们在断奶之前都有固定的吃奶时间，甚至还会在固定的地点进行哺乳，改变这些原有的习惯，有助于消除宝宝吃奶的要求。动员爸爸或者其他能够帮忙的亲友在断

断奶期宝宝喂养新概念

① 改变宝宝的日程安排

② 自己动手，丰衣足食

③ 让宝宝规律吃饭喝水，避免饥渴

④ 充分动员宝宝的联想能力

⑤ 最好在宝宝要求吃奶之前提供替代品

⑥ 像大人一样吃饭

⑦ 让小嘴巴动起来

⑧ 尽量别让宝宝养成含着奶嘴入睡的习惯

奶过程中一起"开导"宝宝会起到积极的作用，比如说，如果宝宝一般在临睡前或睡醒时要求吃奶，可以让其他人帮助他入睡或者起床穿衣，感觉宝宝将会要求吃奶时，提供其他替代物或者引开他的注意力。

2. 自己动手，丰衣足食

宝宝一直在尝试使用自己的小手，妈妈应该准备一个能够吸引宝宝目光的水杯，当宝宝想拿起水杯时，请抓住这个机会。在宝宝的塑料水杯里放少量的水，让宝宝可以轻易地拿起来，在他喝完杯中的水之后，可以让他多拿一会儿杯子，这样宝宝会很有成就感，并把用杯子喝水当成一个快乐的游戏，并进一步接受杯子成为进食的工具。

3. 让宝宝规律吃饭喝水，避免饥渴

当妈妈给宝宝减少母乳的同时，也要为宝宝补充其他水分，有意识地培养宝宝的吃饭喝水习惯，具体的做法我们在其他章节也有讲到，相信对妈妈们来说也不是一件难事。

4. 充分动员宝宝的联想能力

宝宝约五六个月时，可以自己拿住东西了，妈妈在给宝宝喝他喜欢的东西时，有意识将它们装在水杯或碗里面，让宝宝看见水杯或碗就能产生快乐的联想，这样，宝宝对碗或水杯的好感会逐渐建立起来，再用碗或水杯喂他吃东西的时候，宝宝抗拒的概率就会大大降低。

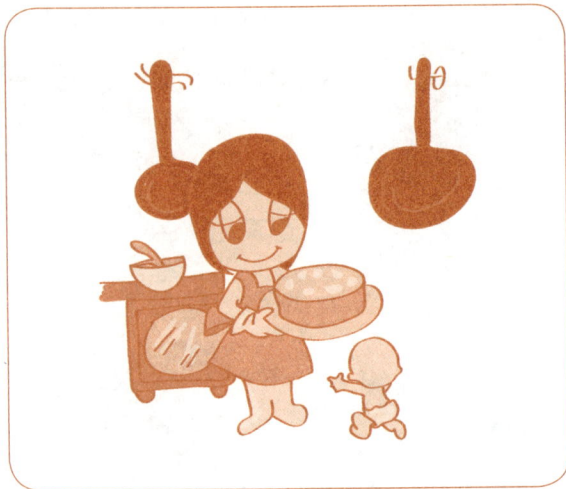

6. 像大人一样吃饭

宝宝的模仿能力和模仿欲望都是很强的，所以让宝宝和家人一起吃饭，有助于宝宝接受新的吃饭方式。在宝宝拿着水杯和家人一起像模像样地吃饭以后，宝宝会产生兴趣，并逐渐知道，只有用大口杯或碗进食，才能像爸爸妈妈一样地吃饭。而且，这对培养今后的吃饭习惯也是十分重要的。

5. 最好在宝宝要求吃奶之前提供替代品

如果是在宝宝表现出吃奶的需求之后再给他替代品，会让宝宝有一种被拒绝的感觉，不耐烦的时候会本能地不喜欢这样的改变。替代品应该是健康的零食和饮料，而不是糖果等。另外把他带到一个有趣的场所，会进一步引开他对母乳的注意力。两岁左右的宝宝，如果已经懂得等待的含义，可以采取推迟哺乳的手段来避开哺乳，而更大一些的宝宝也许可以采取商量的办法来说服他放弃吃奶。妈妈一定要关注宝宝的反应，尊重他的选择，看看哪几种办法更加适合自己的宝宝。同时，某些情况下的吃奶对于宝宝来说必不可少，妈妈可以允许宝宝继续吃，先断其他一般情况下的哺乳，最后断掉特殊情况下的哺乳。

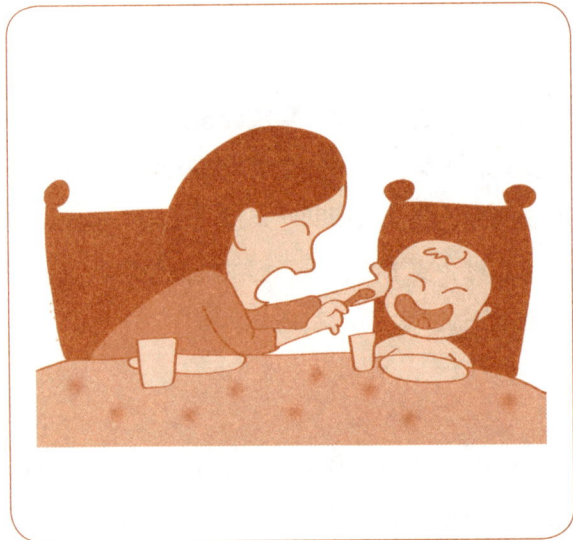

7. 让小嘴巴动起来

多跟宝宝说话，教他念儿歌，说单词，他们的小嘴巴动个不停，自然就减少含奶嘴的时间了。

8. 尽量别让宝宝养成含着奶嘴入睡的习惯

短时间之内戒不掉含着奶嘴入睡的习惯，可以等宝宝入睡，奶嘴掉落之后，不要再给他含回去，你温柔地安抚他，让他没有奶嘴的陪伴比较好。

万变不离其宗，只要妈妈们有一颗疼爱宝宝的心，给宝宝满满的关爱，足够的耐心，再加上我们的断奶秘籍，还愁有攻克不了的难关吗？面对母婴的第一次"分离"，妈妈们，加油！

附赠

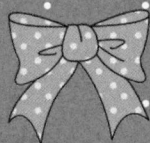

科学添加
辅食指南

添加辅食的最佳时机

目前，世界卫生组织和大多数营养及儿科专家都认为，在婴儿4—6个月的时候是开始添加辅食的最佳时机。从宝宝4—6个月起，妈妈们就需要开始为宝宝断奶做准备了，以便随着宝宝的不断成长，他们摄入的食物能够满足宝宝生长发育的需要。在添加辅食的过程中，做爸爸妈妈的都会因为一些问题而苦恼，宝宝对新食物表示拒绝和不适应怎么办？如何控制好添加辅食的质和量？怎样制作辅食才能够达到营养平衡，让宝宝很好地吸收呢？

添加辅食过早、过晚对宝宝都不利。母乳是宝宝最好的营养，它完全可以满足4个月前宝宝的生长发育需要，这个阶段，只需喝少量的果汁补充一定的维生素，不需任何辅助食品就完全可以满足宝宝对营养物质的需求。而且，宝宝4个月前一般都不容易适应过早为他们添加的辅食。有的妈妈担心乳汁不足会影响了宝宝的发育，希望给宝宝更多的营养，过早地给宝宝添加辅食，这样做常常会适得其反，对宝宝身体健康不利，因为过早地吃米粉等辅食，可导致蛋白质摄入不足，影响体格生长和脑发育。相反的，也有的妈妈觉得自己乳汁充足，有足够的营养喂养宝宝而

推迟添加辅食，其实这也是不正确的。4—6个月后的母乳中铁的含量越来越少，需要从辅食中得到补充。这个时候，妈妈们要有耐心，不要因为宝宝刚开始学习吃辅食的时候会弄得一塌糊涂而索性将米粉、奶糊装进奶瓶让宝宝喝，或者干脆推迟添加辅食，这样的做法都是不对的。学习吃辅食，本身对宝宝来说就是人生的一种全新的体验，学好这一步，不仅可以获得更多的营养，还可以刺激牙齿、口腔发育，训练咀嚼及吞咽功能，是宝宝迈上新的成长阶梯的起点。

1. 给宝宝添加辅食的条件

纯母乳喂养的宝宝相比那些配方奶喂养的宝宝，添加辅食的时间可能会晚一些，但是考虑到每个宝宝的生长发育情况不一样，个体差异也不一样，因此添加辅食的时间也不能一概而论。接下来的建议是针对普遍情况而言，供父母参考，如果以下时机都成熟了，不妨开始为自己的宝宝添加辅食。

（1）宝宝的体重是否足够

宝宝的体重需要达到出生时的2倍，至少达到6千克。

（2）宝宝的发育是否成熟

如果宝宝能控制头部和上半身，扶着或靠着坐时胸能挺起来，头能竖起来，可以通过转头、前倾、后仰等动作来表示想吃或不想吃，那么这个时候就可以放心给宝宝逐渐添加辅食，不必担心出现强迫喂食的情况。

（3）宝宝是否出现想吃东西的行为

如别人在他旁边吃饭时他会感兴趣，可能会来抓你的勺子、抢筷子，再加上宝宝经常会将手或玩具往嘴里塞等，说明他对吃饭有了兴趣。

（4）宝宝是否存在吃不饱的表现

比如说宝宝原来能一夜睡到天亮，现在却经常半夜哭闹，或者睡眠时间越来越短；每天母乳喂养次数增加到8—10次，但宝宝仍处于饥饿、哭闹不止的状态。当宝宝在五六个月前后出现生长加速期时，即是开始添加辅食的最佳时机。

（5）宝宝尝试吃东西的行为

如果爸爸妈妈用小勺舀起食物喂宝宝时他会尝试着舔进嘴里并咽下，同时露出开心的笑容，显得很高兴、很好吃的样子，说明他对吃东西有兴趣，这时就可以放心给宝宝喂食了。

（6）伸舌反射是否消退

很多父母发现刚给宝宝喂辅食时，宝宝常常把刚喂进嘴里的东西吐出来，这其实是宝宝的一种本能的自我保护，称为"伸舌反射"，说明喂辅食还不到时候，并不是宝宝不爱吃的表现。伸舌反射一般到宝宝4个月前后才会消失，所以在此之前不要强硬喂食。

2. 添加辅食的原则

（1）由少到多，由稀到稠

比如说妈妈想为宝宝新添加面片，开始只喂宝宝1小勺，第二天多喂2勺，等宝宝食欲和大便都正常了，对新食物适应了，再慢慢增加分量。

（2）由细到粗

辅食添加要根据宝宝的月龄，从谷类开始，向蔬菜水果、鱼肉禽蛋、豆类制品等过渡，也可选择一些婴幼儿辅食产品作补充。只给宝宝吃米粉，不吃五谷杂粮是不对的。古语有云，"精粮

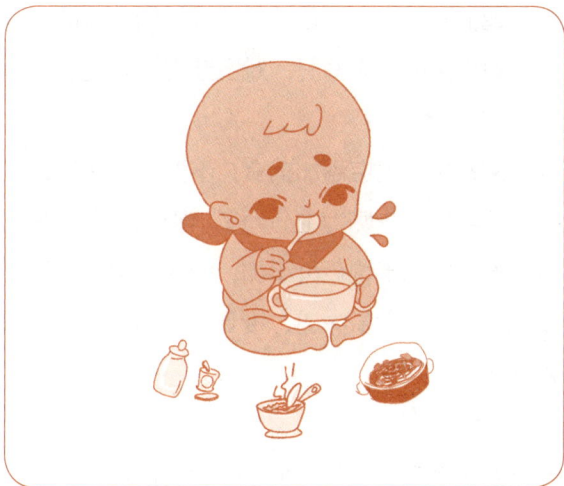

养不出壮儿"，米粉是精制的大米制成的，大米在精制过程中，包在外面的麸皮以及外皮中的成分都被剥离，而大米的主要营养就在外皮中，所以，最后剩下的精米只有淀粉。婴儿米粉中的营养是在后期加工中添进去的，也就是所谓的强化，吸收当然也不如天然状态的营养好。而且，维生素B$_1$在五谷杂粮中含量最高，所以，当宝宝慢慢适应更多的食物之后，也应该逐渐为宝宝提供多种类的五谷杂粮。

（3）由一种到多种

妈妈每次只添加一种新食物，观察宝宝对食物的反应，如果隔4～6天之后没有问题，再添下一种。这样宝宝的肠胃可以慢慢适应，以利于消化。如果同时吃多种新食物，一旦宝宝不能接受或者出现了食物过敏，妈妈很难判断是哪种食物引起的。所以，一种一种地添加辅食有助于妈妈观察宝宝的适应情况，对宝宝安全有利。

（4）半饱后添加

刚开始给宝宝添加辅食，不要过于激进，还是要让宝宝以吃奶为主。为了不影响宝宝的吃奶量，要在吃奶半饱后再添加，同时半饱不饱的时候也是宝宝品尝新味道、接受新食物欲望比较强烈的时候。

（5）多试几次

对宝宝来说，吃每种新的食物都是一种全新的体验，他可能会因为不习惯新的味道而做鬼脸或将食物吐出来。妈妈此时不要觉得挫败，也不要发火，毕竟每种新食物大约要试很多次才会被宝宝接受，是一个循序渐进的过程。

（6）挑好时机

最好在宝宝心情愉快、妈妈轻松的状态下喂他辅食，因为紧张、不愉快的气氛会破坏宝宝的食欲，不利于培养宝宝良好的饮食习惯。

3. 宝宝可以吃哪些辅食

吃饭是一件很有学问的事情，而宝宝的"吃"比大人还要讲究。如果觉得吃饭人人都会，不用学习，给宝宝吃东西非常简单，那就大错特错了。

原则上说，一般大人能吃的食物，宝宝也可以吃。开始宝宝好像能吃的食物不多，但是如果宝宝对每种食物的消化吸收都很好，肠胃也不会出现问题，那么很快就可以吃更多东西了。

一般来说，一个宝宝从五六个月到一周岁，如果平均每周增添一种辅食，可以添加30多种食物。其中最常吃的食物有：

（1）粮食

包括大米、燕麦、小米、黑米、小麦、面条、豆类（可以是各种豆制品）。

（2）种子类

包括芝麻酱、核桃粉。

（3）蔬菜类

包括西兰花、胡萝卜、菜花、黄瓜、土豆。

（4）水果类

包括香蕉、苹果、梨、李子、桃子、芦柑、大枣、葡萄。

（5）真菌类

包括蘑菇、香菇。

（6）肉、蛋类

还可以吃鸡肉、肝粉、鱼粉、虾仁、蛋类和海产品。这些都可以在宝宝成长的过程中，按照以上原则循序渐进地添加。

这样一来，宝宝们才会营养均衡，不挑食，不偏食。当然，添加辅食的过程对宝宝和妈妈来说也是探索过程，由于每个宝宝的个体差异，有的宝宝会对某些食物过敏，所以在这个过程中父母也要仔细观察，避免给宝宝食用这一类食物。

不同月龄宝宝辅食添加顺序

1. 1—3个月

食物应当以母乳为主。

2. 4—6个月

单一口味的水果和蔬菜泥、一阶段婴儿米粉、蛋黄泥、米糊、奶糊等，以补充热量、蛋白质、钙、铁、纤维素及维生素A、B族维生素、维生素C等。在妈妈刚开始为宝宝添加米粉糊或者奶糊的时候，需要注意观察宝宝是否有吃米糊后较长时间不想吃母乳的现象，如果有，可适当减少米粉糊的量或稠度，尽量不要让它影响母乳

的摄入量。

3. 6—8个月

混合口味的各种水果和蔬菜泥、二阶段婴儿米粉、豆腐泥等，以增加热量、动物蛋白质、铁、锌、维生素A、B族维生素等。妈妈可在晚上宝宝入睡前的最后一次喂养中为宝宝提供小半碗稀一些的掺牛奶或者掺半个蛋黄的米粉糊，这样一来，宝宝一整个晚上都可以睡得很香，不会再因饥饿醒来，尿量也会适当减少，有助于改善妈妈和宝宝的睡眠。

4. 8—12个月

混合口味的各种水果和蔬菜泥、三阶段婴儿米粉、肉泥、肝泥、稠粥、面条泥等，以补充热能、矿物质、蛋白质、维生素、纤维素，训练宝宝的咀嚼功能。此外，牛奶也是不错的选择。不过有的宝宝喝了牛奶后会出现大便干燥的现象，香蕉、西瓜汁、苹果泥、菜汁都可以起到软化大便的作用，防止宝宝便秘的同时还能补充营养。

月龄	4	5—6	7—8	9—11	12—15
主要品种	蛋黄、米粉	米粉、粥、蛋、黄泥、菜泥、鱼泥、水果泥、豆浆	稠粥、烂面条、蛋羹、菜末、肝泥、豆腐、馒头片、水果片	软饭、碎菜、全蛋、小块肉、豆制品、馒头、饺子、水果	同成人、稍软的食物
软硬度	稀糊状	稠糊状	同豆腐	同香蕉	稍软
次数/天	1次	2次	2次	3次	3次
宝宝进食方式	小勺喂食，吞咽	小勺喂食，吞咽	小勺喂食，宝宝手抓，舌碾和牙床咀嚼	宝宝手抓或用勺，咀嚼	宝宝用勺、筷子，咀嚼
口味	清淡、多汁			清淡、少盐、少油	

宝宝的胃容量较小，一餐不能容纳过多的食物，一般6个月到1岁的宝宝每餐只能吃100—200毫升食物，因此应为宝宝每餐配制量少但质高、营养丰富的食物，以满足宝宝生长发育的需要。还需要注意的是，给宝宝的饮食不宜多加油、糖等纯热能食物，每天最多只能加5—10克油和10—20克糖。烹调时应注意用不同颜色的食物搭配，这样可以刺激宝宝的食欲。烹调时可放入少量调味品，如油、盐等，但不宜用刺激性调味品，如辣椒等，尽量少用或不用味精，烹调以清蒸或煮为主，不宜煎、炸。选择新鲜的食物并挑选其较嫩的部分，如蔬菜的菜叶部分；肉类应以肝或其他内脏及瘦肉为好；豆制品则以豆腐、豆腐干等为宜。制作前，应注意切碎煮烂，其中蔬菜不要长时间烧煮即可。此外，在配制辅食的过程中还要注意卫生，以免引起宝宝胃肠感染，导致腹泻、呕吐等症状出现。

经典辅食23例

米汤

原料： 大米。

做法： 锅中倒入适量水，武火煮沸，放入淘洗干净的200克大米，再次煮沸后转文火煮成烂粥，取上层米汤即可。

功效： 米汤汤味香甜，含有丰富的蛋白质、脂肪、碳水化合物、维生素C、B族维生素及钙、磷、铁等。

蛋黄泥

原料： 鸡蛋1个。

做法： 将鸡蛋煮熟，取出蛋黄，用筛碗或勺子碾成泥，加入适量开水或配方奶调匀即可。最初要从1/8个蛋黄开始，根据宝宝的接受程度逐步添加至1/4个、1/3个。

功效： 蛋黄中的铁含量较高，能够补充宝宝成长过程中逐渐缺失的铁。而且维生素A、维生素D和维生素E的含量也相对较高，容易被机体吸收和利用。

鸡汤南瓜泥

原料： 鸡胸肉1块，南瓜适量。

做法： 将鸡胸肉放入淡盐水中浸泡半小时，取出剁成泥，加入一大碗水煮成一小碗，用消过毒的纱布将鸡肉颗粒过滤掉，取鸡汤备用。将南瓜去皮放在锅内蒸熟，用勺子碾成泥。将鸡汤倒入南瓜泥中，再稍煮片刻即可。

功效： 鸡肉富含蛋白质。南瓜富含钙、磷、铁、碳水化合物和多种维生素，其中胡萝卜素含量尤为丰富，适合宝宝食用。

肉末茄泥

原料： 圆茄子1/3个，精肉末1勺，湿淀粉少许，蒜1/4瓣，盐、麻油各少许。

做法： 蒜剁碎，加入精肉末中用湿淀粉和盐搅拌均匀，腌20分钟。圆茄子横切1/3，取带皮部分较多的那半，茄肉部分朝上放碗内，将腌好的精肉末置于茄肉上，上锅蒸至酥烂，取出，淋上少许麻油，拌匀即可。

功效： 利于小儿补充钙质。

肉末粥

原料： 新鲜猪肉适量。

做法： 将猪肉整块煮烂，取出剁成肉末。

将适量肉末放入菜粥或烂面条中煮沸即可。

香蕉粥

原料： 香蕉1小段，奶粉2勺。

做法： 将香蕉剁成泥放入锅中，加清水煮，边煮边搅拌成香蕉粥。奶粉冲好，待香蕉粥微凉后倒入，搅拌均匀即可。

功效： 香蕉中不仅含有丰富的钾和镁，维生素、糖分、蛋白质、矿物质的含量也很高，此粥不仅是很好的强身健脑食品，更是缓解宝宝便秘的最佳食物。

牛奶蛋黄米汤粥

原料： 米汤半小碗，奶粉2勺，鸡蛋黄1/3个。

做法： 在煮大米粥时，将上面的米汤盛出半碗；鸡蛋煮熟，取蛋黄1/3个研成泥。将奶粉冲调好，放入蛋黄、米汤搅拌均匀即可。

功效： 牛奶蛋黄米汤粥中富含蛋白质和钙质，蛋黄中还含有丰富的卵磷脂，对小儿生长和大脑发育有好处。

鲜玉米糊

原料： 新鲜玉米半个。

做法： 用刀将玉米粒削下来，搅拌成浆。用纱布将玉米汁过滤出来，煮成黏稠状即可。

功效： 玉米富含钙、镁、硒、维生素E、维生素A、卵磷脂和18种氨基酸等多种营养活性物质，能提高人体免疫力，增强脑细胞活动，健康益智，对宝宝极为有益。

梨酱

原料： 梨1个，冰糖适量。

做法： 梨去皮，去核，切碎，与冰糖一起放入锅中加水煮至梨酥烂，一边煮一边用勺子碾压成糊状即可。

功效： 梨酱不仅能补充维生素和矿物质，还能有效缓解宝宝的咳嗽症状。

苹果胡萝卜汁

原料： 胡萝卜1个，苹果半个。

做法： 将胡萝卜、苹果削皮洗净后切成丁，放入锅内加适量清水煮至熟烂，用消过毒的纱布过滤取汁即可。

功效： 胡萝卜中含丰富的β-胡萝卜素，可促进上皮组织生长，增强视网膜的感光力，是婴儿必不可少的营养素。

白萝卜生梨汁

原料：小白萝卜1个，梨半个。

做法：白萝卜切成细丝，梨切成薄片。白萝卜放入锅内，加清水武火煮沸，转文火炖10分钟后，加入梨片再煮5分钟取汁即可。

功效：白萝卜富含维生素C、蛋白质、铁冬素等营养成分，具有止咳润肺、帮助消化等作用，适合咳嗽、消化不良的宝宝食用。

肝肉泥

原料：猪肝、瘦猪肉各适量，姜汁、料酒、盐各少许。

做法：猪肝和瘦猪肉洗净，去筋，放在砧板上，用不锈钢汤匙按同一方向以均衡的力量刮，制成肝泥、肉泥。放入碗内，加入少许冷水、料酒、姜汁和盐搅匀，上笼蒸熟即可。

贝母粥

原料：川贝母、大米粥、冰糖各适量。

做法：川贝母研成细末备用。大米粥先用小火煮开，加入贝母粉、冰糖，再用小火稍煮片刻即可。

功效：贝母粥可润肺养胃、化痰止咳，适合咳嗽、脾胃弱的宝宝食用。

芝麻粥

原料：黑芝麻、大米、白砂糖各适量。

做法：黑芝麻炒熟后研碎。大米淘洗干净，用开水浸泡1小时，再加入适量开水煮至米烂汤稠，加入研碎的黑芝麻粉继续烧煮片刻，加入白砂糖调味即可。

功效：芝麻粥可润肺补肾、利肠通便，适合便秘的宝宝食用。

番茄鸡蛋什锦面

原料：鸡蛋半个，儿童营养面条、番茄、黄花菜、花生油、葱丝、盐各适量。

做法：黄花菜用温水泡软，择洗干净，切小段；番茄洗净切块；鸡蛋打散。锅中淋少许油，烧热，放葱丝煸香，再依次放入黄花菜、番茄煸炒片刻，加入清水。水沸后放入面条，快熟时淋上打散的鸡蛋液、少许盐，继续煮至熟即可。

功效：番茄鸡蛋什锦面可清除自由基，保护细胞，对宝宝健康有益。

蒸南瓜（红薯）

原料：南瓜或红薯适量。

做法：将南瓜或红薯置于盘子内，上锅蒸熟即可。

功效： 南瓜中的甘露醇有通便功效，所含果胶可减缓糖类的吸收，适合便秘、肥胖的宝宝食用。

五彩冬瓜盅

原料： 冬瓜、火腿、干贝、鲜蘑菇、冬笋嫩尖各适量，小葱、姜、鸡汤、鸡油各少许。

做法： 冬瓜切成1厘米见方的小丁；干贝用开水泡软，切碎末；火腿片、冬笋、蘑菇、姜切碎末。把葱末以外的所有原料一起放入炖盅，入锅蒸至冬瓜酥烂，撒上葱末即可。

功效： 冬瓜富含钾和维生素C，不含脂肪，适合比较肥胖的宝宝食用。

松仁豆腐

原料： 豆腐、松仁各适量，盐少许。

做法： 豆腐划成片，撒上少许盐上锅蒸熟。松仁洗净用微波炉烤至变黄，用刀拍碎，撒在豆腐上即可。

功效： 松仁豆腐富含蛋白质、碳水化合物和丰富的矿物质，对宝宝身体极为有益。

小米山药粥

原料： 鲜山药、小米各适量，白糖少许。

做法： 山药洗净捣碎，与小米同煮为粥，加白糖调味，空腹食用即可。

功效： 小米山药粥可治脾胃素虚、消化不良、大便稀溏等，适合肠胃弱的宝宝食用。

八宝粥

原料： 糯米、红枣、红豆、桂圆肉、莲子、花生、核桃各适量。

做法： 将所有原料洗净，放入电饭煲内熬煮成粥，加冰糖调味即可。

功效： 八宝粥能全面补充宝宝成长所需的营养素，有强身健脑的功效。

鸡肉白菜饺

原料： 饺子皮、鸡肉、洋白菜、芹菜、鸡蛋液、高汤各适量，熬熟的植物油、酱油、香油各少许。

做法： 将鸡肉末放入碗内，加入少许酱油拌匀。洋白菜和芹菜洗净，分别切成末。鸡蛋炒熟，搅成细末。将所有原料拌匀成馅，包成饺子，下锅煮熟。另起锅，倒入高汤，撒入芹菜末，稍煮片刻后放入煮熟的饺子，加少许香油和酱油即可。

功效： 鸡肉白菜饺富含多种营养，适合不喜欢吃米饭和粥的婴幼儿食用。

豆腐鲫鱼汤

原料： 豆腐、鲫鱼、火腿各适量，葱末、姜末、料酒、醋、盐、食用油各少许。

做法： 将鲫鱼洗净，鱼身抹少许盐，可防止粘锅。锅中倒入食用油烧至七成热，放入鱼稍煎一下，再放入各种调料，加清水煮沸后加入豆腐，再煮10—15分钟，待汤呈乳白色时，撒上葱末即可。

功效： 豆腐鲫鱼汤蛋白质含量全面且优质，能帮宝宝增强抵抗力。

蘑菇炖豆腐

原料： 嫩豆腐、熟笋片、鲜蘑菇、鸡汤各适量，大葱、蒜、姜、酱油、盐、料酒、麻油各少许。

做法： 豆腐放入盘中，加入料酒，切成1.5厘米见方的小块，入锅蒸40分钟；鲜蘑菇入沸水锅煮1分钟，捞出，用清水漂凉，切成片；笋片切成小块；葱、姜、蒜切片。将豆腐、笋片及葱、姜、蒜片放入砂锅，加鸡汤中火烧沸，转文火炖10分钟，放入蘑菇片，加酱油稍煮片刻，淋上麻油即可。

功效： 蘑菇炖豆腐是小儿补钙的黄金搭档。

六招制服挑食宝宝

1. 不要给宝宝过多的选择

宝宝们在选择食物的时候，处于自我保护和习惯使然的原因，很可能首先会选择一些他熟悉的食物，到了吃饭时间，宝宝会从你准备的饭菜中进行选择。如果准备的食物种类过于繁多，也会给他们的选择带来一定的困难，不要让轻松愉快的用餐时间变成宝宝们的选择难题。当然，也不要给宝宝准备的都是完全不熟悉的食物，因为那样他根本就不愿意碰它们，准备的食物中应至少包含一种已知的宝宝爱吃的东西。

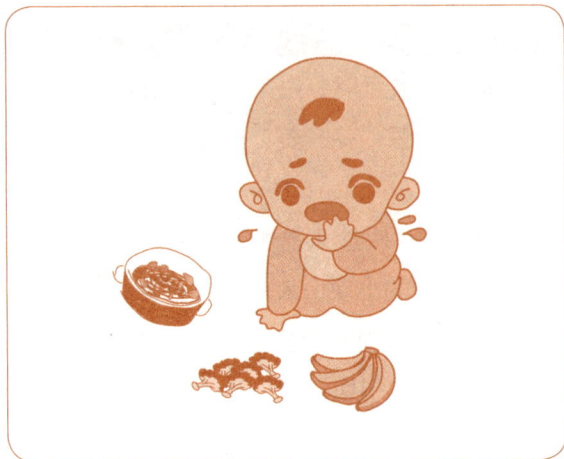

2. 营造轻松愉快的进餐环境

纠正宝宝偏食，要给宝宝提供一个好的心情，宝宝心情高兴，吃什么都会津津有味的，家长们一定不能流露出刻意纠正宝宝偏食的意图，这样会给宝宝带来心理负担，不利于宝宝进食。

3. 让宝宝尝试动手的快乐

新的食物要重复多次给宝宝拿出来，直到他认为那是熟悉的食物、可以尝试了，就大功告成了，所以，在这个过程中妈妈要保持足够的耐心。在想让宝宝接受新的食物时，妈妈只要将新食物和其他吃的一起放在餐桌上就行，不要对它太过渲染。尝试一段时间之后，宝宝会在看到新的食物之后尝试自己动手抓取的。

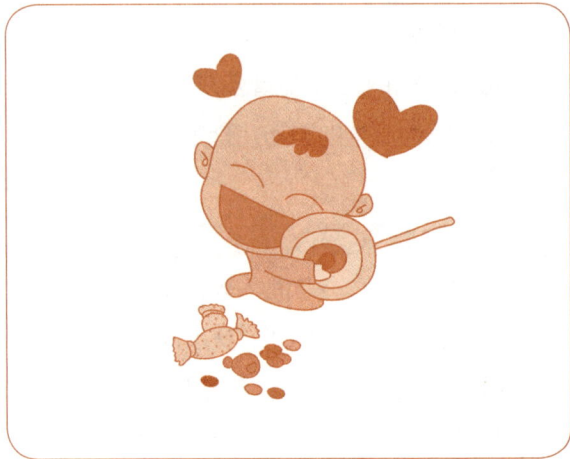

4. 耐心地引导

纠正宝宝偏食要循序渐进，家长们不要强迫宝宝马上断绝对原食物的喜爱；不要强迫宝宝马上喜欢原本不爱吃的食物；也不要故意摆一桌全部都是宝宝不爱吃的食物强迫宝宝吃等。这些行为都过于偏激，家长们可以逐渐减少宝宝喜欢食物的量，同时增加其他食物，少量多次逐渐增加，让宝宝慢慢适应新的口味。另一方面，家长们还可以对宝宝进行游戏引导，如在进餐前专门挑选一些与饮食有关的儿歌，通过儿歌引导宝宝进食。

5. 正确估计宝宝的食量

宝宝虽然活动量大，但胃口小，宜采取少量多餐的饮食原则，避免宝宝一次吃太多，以免导致消化不良。

6. 妈妈应提高厨艺

妈妈练好厨艺，饭菜花样新颖，两餐之间尽

量不要重样，这样哪个宝宝会不喜欢吃饭呢？

当然，如果宝宝除了偏食还伴有体重问题或其他身体状况，妈妈应该带宝宝及时就医，排除健康状况导致的偏食。

是否有必要为宝宝的饮食添加鱼肝油

1. 鱼肝油到底是什么

鱼肝油的主要成分是维生素A和维生素D。维生素A对保持夜间的视觉和上皮细胞的完好有重要作用，能够避免因为维生素A缺乏而导致的夜盲症、干眼症以及反复的呼吸道、消化道感染；而维生素D有协助钙吸收和推进骨骼钙化的功用，小儿的骨骼处于生长发育时期，每天都需要补充一定量的维生素D。

需要各位家长注意的是，维生素AD制剂其实不等同于鱼肝油，虽然很多妈妈把医生开的维生素AD也叫作鱼肝油，但其实二者还是有很大区别的。无论是从原料来源、制备工艺，还是从含量与配比来看，维生素AD都是更适合婴幼儿服用的。

2. 婴儿需要补充鱼肝油吗

是否需要为婴儿补充鱼肝油（更准确地说

应该是维生素AD）呢？答案是肯定的。一方面，世界卫生组织（WHO）指出，婴儿出生时体内维生素D存储量较低，在生命最初几个月要依靠母乳、阳光或补充剂作为维生素D的来源。婴儿维生素D缺乏可能导致骨畸形、癫痫和呼吸

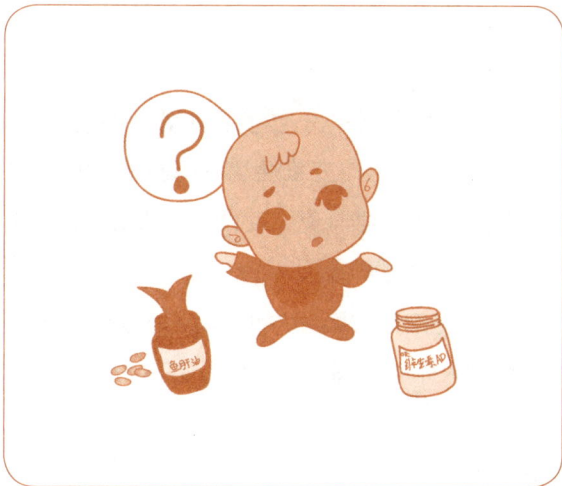

困难。即使是在食品已经进行维生素D强化和全年日照充足的地方，婴儿中也常见维生素D缺乏症。另一方面，中国整体0—6岁儿童维生素A缺乏情况比较普遍，维生素A缺乏率为11.7%，亚临床缺乏率为39.2%，合计超过半数存在维生素A摄入不足的情况，而6个月以内的小婴儿缺乏率更高。就婴儿本身的生长特点来说，0—3岁的婴幼儿由于饮食较单一、户外活动少、生长发育快，加之现在的雾霾等污染加重，这个阶段更容易出现维生素AD摄入不足问题，是维生素AD缺乏的高发阶段，而且母乳中维生素D的含量非常低，不足以满足宝宝健康生长发育的需要，对于年幼的宝宝来说，鱼肝油是必须服用的。因此，新生儿出生第15天起，医生会建议我们给宝宝常规补充维生素AD滴剂，就是这个道理。

3. 婴儿每天补充多少维生素AD合适

既然为婴儿补充维生素AD是必需的，那么，又该如何科学补充，使维生素AD既不会缺乏，又不导致过剩呢？

在补充剂量方面，《中国国家处方集（儿童版）》中的标准明确指出，推荐每日维生素A补充量为1500—2000IU，推荐维生素D每天补充400—800IU。过犹不及，参照《儿科学》有关说明，一般小儿每日服用维生素D2万—5万IU，或每日2000IU/kg，连续数周或数月即可发生中毒，敏感小儿每日4000IU，连续1—3个月即可中毒；婴幼儿每天摄入维生素A5万—10万IU，超过6个月即可引起慢性中毒。所以说，在补充剂量这个问题上，合适的才是最好的。

4. 如何给宝宝选择鱼肝油

目前鱼肝油市场鱼龙混杂，不少家长误以为"洋品牌"就是好的，其实不然。父母们学会如何辨认哪些是安全的鱼肝油产品才是最重要的。给宝宝服食鱼肝油的目的是为其补充每日必需的维生素A和维生素D，因此各位家长在选购的时候，首先要看含量，维生素AD的比例为3∶1最佳，即维生素A的含量在1500—2000IU，维生素D的含量在400—800IU。其次，最好选择不透明的经过遮光处理的维生素AD制剂，以避免紫外线照射后维生素AD氧化失效，从而确保效果。最后，建议家长们选择有国药准字也就是"OTC"药品标记的维生素AD产品，它们相比目前鱼龙混杂的鱼肝油产品更安全、更健康。